かすれる　詰まる　聞き取りづらい

フケ声がいやなら「声筋《こえきん》」を鍛えなさい

山王病院 東京ボイスセンター長
渡邊雄介

晶文社

執筆・構成協力…下平貴子
ブックデザイン…河村　誠

はじめに

この頃、「人生一〇〇年時代」というフレーズを耳にすることが増えました。

単に長寿を望むというより、長くなった人生の〝質〟をより高めたいと考え、それを実現するために大切な資本として、心身の健康を意識する人が増えていて、「健康寿命を延ばそう」ともよくいわれます。

そこで本書は、健やかに人生を過ごそうと考える前向きな方にぜひ知っていただきたい、「声」と、のどの奥にある声を出す器官「声筋《こえきん》」のトレーニングとケア法を紹介します。

なぜなら、ほとんど知られていないことではありますが、

健康や長寿のカギは「声」と「声筋」が握っている

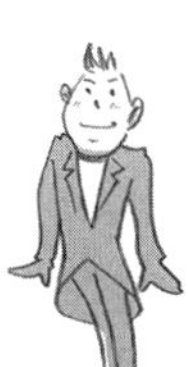

からです。

これまで見すごされることが多かったこの事実に焦点を当て、健康と長寿の大きな可能性をご紹介するのが本書です。

のどの専門医である私は普段、主に「以前のように声が出なくなった」と訴える患者さんの治療に当たっています。またセンター長を務めている国際医療福祉大学東京ボイスセンターは、「声」の専門医療機関です。

のどや声についての診療科や専門とする医療者が比較的少ない一方で、声の悩みをもつ方は決して希少ではありません。

そして「声が出ない」といっても、症状や原因は多様で、声が出ないことによって生じる生活上の悩みもさまざまです。

そこで声の診察や治療、リハビリなどは患者さんそれぞれ、状態や困りごとをよくうかがって、その方の意思や希望に寄り添って進めています。

そうした日々の診療の中で、患者さんにご提案している多様なトレーニングとケア法の中には、現在、声やのどにとくに問題を感じていない方にも予防的に役立つ情報が多くあります。

しかし、のどや声の専門医が少ないということもあって、それは一般的にはあまり知られてきませんでした。今回、それらをみなさんの健康づくりに活かしていただきたいと願い、まとめることにしました。

ところで、一般的に人の声を聞くと、私たちは無意識にそのトーンからおおよその年齢を察し、見た目と併せて**年齢の判断基準**にしていることが多いとされます。

ところが、それ以上に、

「声」には年齢だけでなく心情や、体調なども現れる

のです。

声優さんなど〝声のプロ〟でもなければ、装うことも、お化粧することもできないので、「声」は全身の健康のバロメーターといえるのです。

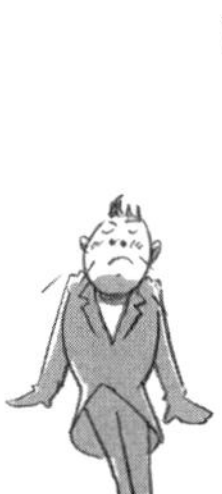

少し意外に感じるかもしれませんが、実際に、声が変わったことからいのちに関わる重大な病気が見つかることも少なくありません。
また、のどの奥にある

「声筋」の衰えは、転倒や肺炎のリスクも高めてしまう

のちほど詳しく説明しますが、〝**声筋**〟と呼ぶものの、気道の入り口にあるその筋肉のはたらきは声を出すことに限らず、姿勢の安定や、呼吸・嚥下（唾液や水、食べ物を飲み込むこと）などにも関係しているためです。

転倒や肺炎は、高齢の方にとっては「自分らしい生活」の維持が難しくなる〝きっかけ〟になってしまうことが多いので、軽視できません。

ほかにも、もう少し暮らしに身近な困りごととしては、ペットボトルや瓶の蓋が開けづらい、重い荷物が持てないなど、日常生活に支障をきたすような体力低下とも「声筋」は関わりがあります。

ということもわかっています。

「声」と「声筋」の衰えは、
健やかさとＱＯＬ（Quality Of Life ＝生活の質）、
そして〝いのちの安全〟に、大きく関わる重大事

なのです。

「声」と「声筋」の状態に日ごろから注意を向けていると、体調の悪化に早く気づくことができます。

また、トレーニングやセルフケアを習慣にすれば、何歳からでも「声」や「声筋」を鍛え直し、衰えを防ぐことができ、さらには全身の健康づくりにもつながります。

こうしたことは**声の専門医療の中ではすでに科学的に明らかになっていて、簡単で、有効なトレーニング法なども多数あるというのに、これまでみなさんに紹介される機会がほとんどない状況**でした。

高齢になってからが長い「人生一〇〇年」を健やかに、ひいては楽しく過ごしていただくために、ぜひ本書の情報を活用していただければと思います。

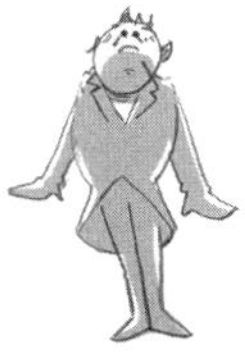

ヒトの筋肉は、何もしなければ二〇代をピークに徐々に衰えるとされていますので、「声」や「声筋」のトレーニングも三〇代から、いつでも、ケアしようと思ったタイミングが絶好のはじめどきです。

そしてトレーニングにより得られたよい声はビジネスやコミュニケーションにおいても存分に力を発揮してくれるはずです。

さて、みなさんの中には、年齢を重ねることで、

「高い音が出しづらい」

「声がかすれることが増えた」

などと感じておられる方もいるのではないでしょうか。

それらの原因が〝声やのどの老化〟によるものかもしれないと気づいたとしても、「年相応の変化だから」「とくに不便はない」「大したことではない」とそのままにしてしまったら、大変もったいないことです！

性別に関わらず、加齢による自然な変化（ホルモンバランスの変調や、声筋などのどの筋肉の蓄積疲労）によって声が変わることは病気や障害ではありませんが、病気や障害で

はないならなおのこと、暮らしの中で無理なくできるセルフケアで改善していただければと考えています。

とくに中高年以降の健康について考える基本のひとつとして、

◉けがや病気のリスクは老化した「声」に現れる

◉けがや病気は老化した「声筋（のど）」から起こる

と覚えておき、気づきを予防に活かしていきましょう。

なお、本書左頁下のパラパラアニメ「歌うツヤ声王子」では、合唱団の定期演奏会で歌う王子の、のどの奥で活躍する声筋（声帯）がご覧いただけます。

声を出すとき、声筋（声帯）がどのようにはたらくか、理解していただくためにアニメにしました（ツヤ声王子は第5章に登場します）。医学的にもとても正しいものになっていますので、イメージづくりにお役立ていただけると思います。

ゆっくりパラパラめくると低音で歌っているときの感じに、速くパラパラめくると

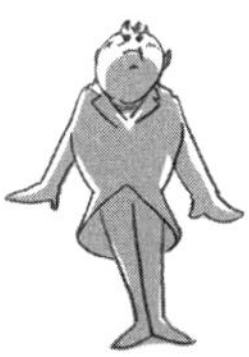

高音で歌っているときの感じになります。普段、目で見ることはできない小さな世界を、ぜひ、頁をめくる速度を変えてお楽しみください！

少しの知識と簡単なトレーニング、生活上の工夫をして、自力で満足いく声を取り戻せたら、今よりもっと話すことも、歌うことも、食べることも楽しくなり、人と会い、交流する機会がより楽しめます。

そのような日々の充実が、人生の〝質〟を高めることにつながるのではないでしょうか。

No Good Voice, No Good Life.

みなさんの健康づくりの一助となるヒントを本書で見つけてください！

では、さっそく「声」の健康チェックから始めていきましょう。

渡邊雄介

フケ声がいやなら「声筋」を鍛えなさい

目次

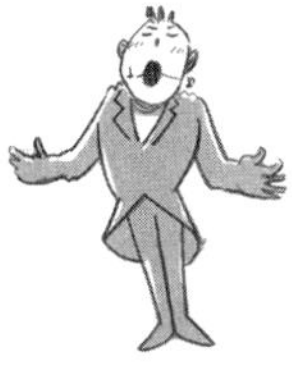

第2章
「声筋」とは何か

のどの奥でいのちを守る筋肉のはたらき …… 35

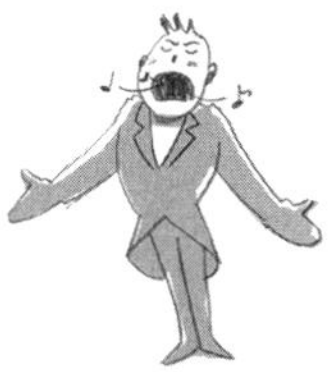

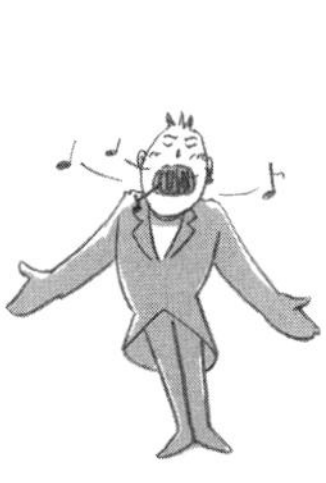

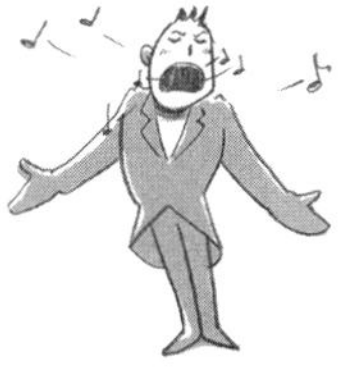

第1章 しっかり「声」が出せますか？

「声」と「声筋」の健康度チェック

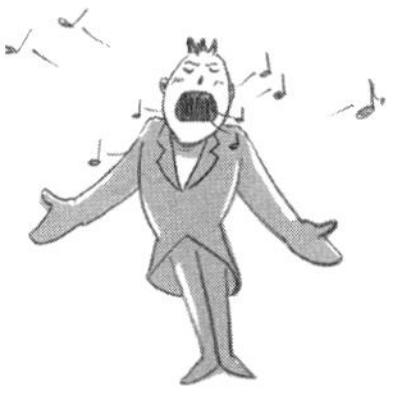

思い通り「出せる?!」「出せない?!」声のチェックをしてみよう

プロの歌手や声優の方、合唱を続けている方などではない一般の方は、普段、ご自分の**声のコンディション**をチェックすることはあまりないかもしれません。

風邪をひいて一時的に声が出なくなったり、イベントなどで熱い声援を送り、声がかすれてしまったら、少し心配して、声に注意を向けるでしょうか。

しかし、数日して治り、以前に比べて不都合がなければ、声の調子が悪かったことなど忘れてしまうでしょう。

ところが、むしろ何も問題なく「普段通りの声が出せている」と思っているときにこそ注意が必要なのです!

実は、中年になる手前、**三〇代に入る頃から、あなたの声は徐々に衰え始めていま**

す。気づかぬうちに、声が少しずつ昔ほど出にくくなっていたり、かすれて聞き取りづらくなっていたりすることがあります。

ですから、問題がない、と思っていても声のコンディションチェックを試してみてください。声のコンディションをチェックしておくことは、全身の健康チェックにつながります。

それは、声のコンディションから、声を出す「声筋」のコンディションがわかるため。「声筋」のコンディションチェックが、なぜ〝全身〟と関わるかは、おいおい説明していきます。

声を出そうとイメージして、実際にその通りの声が出せるか意識しながら、以下のチェックをときどき行ってみてください。

Check 1 ひと息で声をどれくらい出し続けられますか？（図1）

《チェックの仕方》

①リラックスをして、首や肩の力を抜く（立っていても、座っていてもＯＫ）。

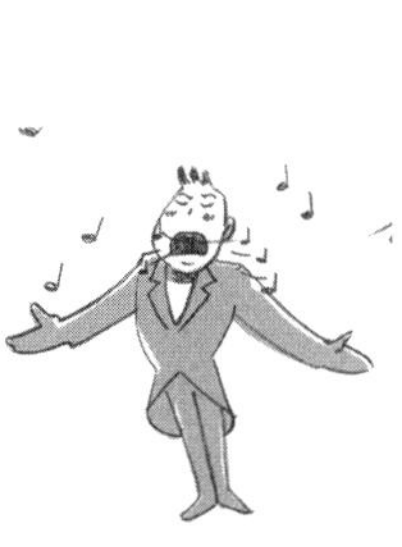

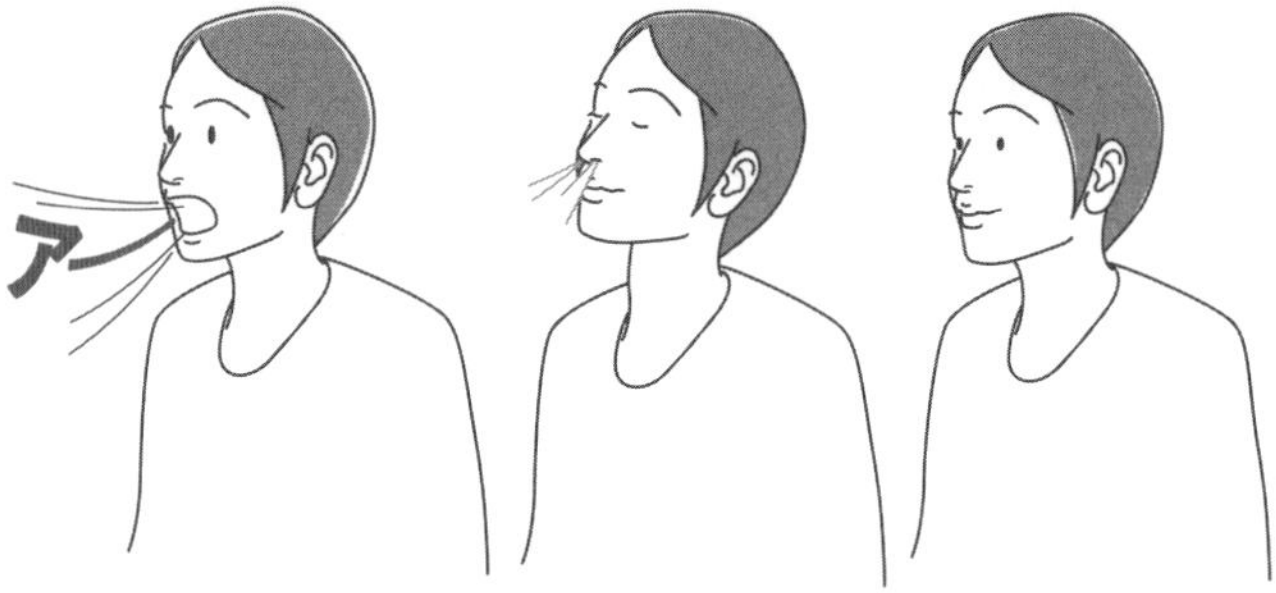

図1

②口を閉じ、鼻からたっぷり息を吸う。
③「あー」と、ひと息で何秒間、声を出し続けられるか計る。

目安として、男性なら三〇秒以上、女性なら二〇秒以上は声を出し続けられることが健康な状態です。もしそれより手前でかすれたり、途切れてしまう場合は、声を出す筋肉「声筋」に何らかのトラブルが起きている可能性があります。

また、一〇秒間出し続けることができない場合は、原因を調べるのが賢明です。すぐに耳鼻咽喉科または声治療の専門医療機関で診察を受けましょう。

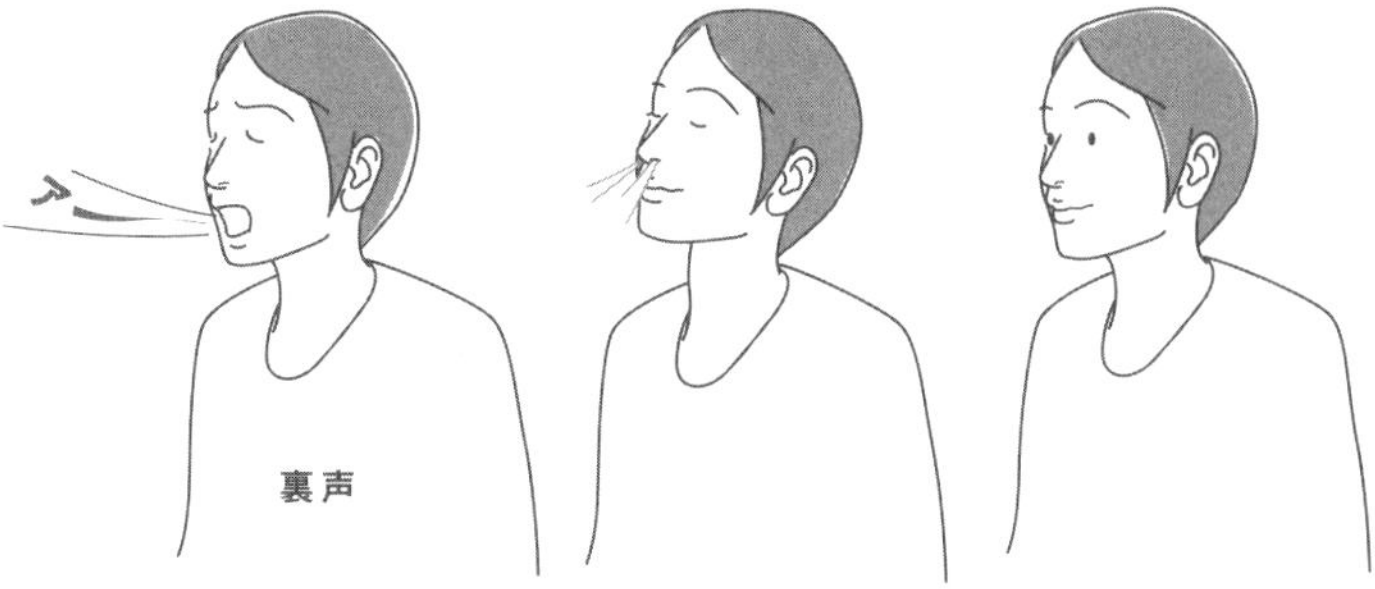

図2

Check 2 裏声が出せますか？（図2）

《チェックの仕方》

①リラックスをして、首や肩の力を抜く（立っていても、座っていてもＯＫ）。

②口を閉じ、鼻からたっぷり息を吸う。

③裏声で「あー」と五秒以上、声を出す。

発声するとき、「声筋」の調節や吐く息の圧の強弱を変えるなどして低音域と高音域を出し分けます。高音域の裏声は、「声筋」が衰えたことにより声帯がぴったり閉じなくなってしまうと、出しづらい声です。

ですから五秒以上、裏声を出すことができない場合は、声を出す筋肉「声筋」に何らかのトラブルが起きている可能性があります。

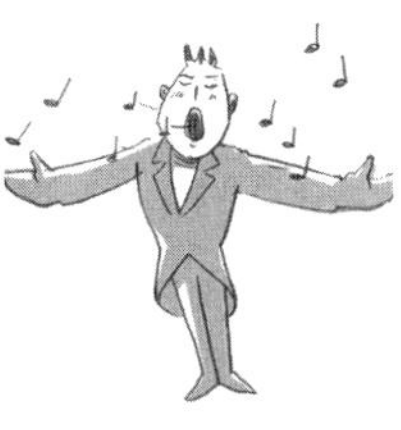

また、裏声がまったく出せない場合、出せてもすぐかすれ、途切れてしまう場合は、原因を調べるのが賢明です。すぐに耳鼻咽喉科または声治療の専門医療機関で診察を受けましょう。

▼「声筋」の疲労・衰えは、日常の「困った」に現れる

Ｃｈｅｃｋ１、２の結果はいかがでしたか？

もしチェックをしてみて、うまく声が出せなかったとしても、後で紹介するトレーニングなどで改善することができます。ぜひ前向きにセルフケアに取り組んでいただければと思います。

もしも「声が出ない」ことが心配だったり、何か生活上、困ることがあるなら、耳鼻咽喉科または声治療の専門医療機関を受診することで、原因を探ったり、治療、リハビリを始めることもできます。主治医と相談し、セルフケアを併せて行うのもよいでしょう。

とはいえその前に、声を出すことができた方もご一緒に、もう少し現在の「声筋」

のコンディションについて調べておきましょう。

次にあげるチェックリストは、「声筋」の機能からみて、「声筋」に疲労がたまっている可能性と「声筋」の衰えのきざしを知る目安になる項目を集めたものです。

声治療の臨床では、専門的に発声やのど全体の状態を調べる検査を行って「声筋」を細かく診断します。ですから、そのような診断と比べると以下のリストは科学的根拠という点では足りないところもありますが、直接・間接的に「声筋」のコンディションをイメージすることができるものになっています。

またこれらのチェックを通して「声筋」のはたらきや、「声筋」の状態が健康や生活にどんな影響を与えるかを、一般的な感覚で理解していただきやすいと思います。

思い当たる項目がひとつでもあったら、トレーニングやケアを始める〝適期〟です。

暮らしのチェックリスト

□ペットボトルや瓶の蓋が開けづらい
□重い荷物が持てないため、買い物をするとき、買い控えることがある

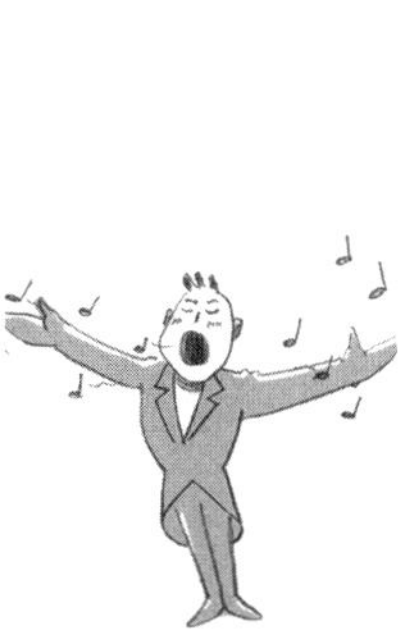

□ゴルフの飛距離が落ちてきた（スポーツが楽しめない）
□便秘がち
□つまずく（転ぶ）ことが増えた
□長い距離を歩くのは苦痛
□自分の声が年老いたと感じたことがある
□十八番だった歌が歌えなくなった（ピッチ（高さ）を「上げたり・下げたり」しないと歌えない）
□会話中、「聞き取りづらい」と言われる（聞き返される）
□町で知人を見つけ、呼んでも振り向いてもらえない
□外出や、人と会い、話す機会を避けたい
□身近な異性から、「異性」として扱われなくなっている気がする

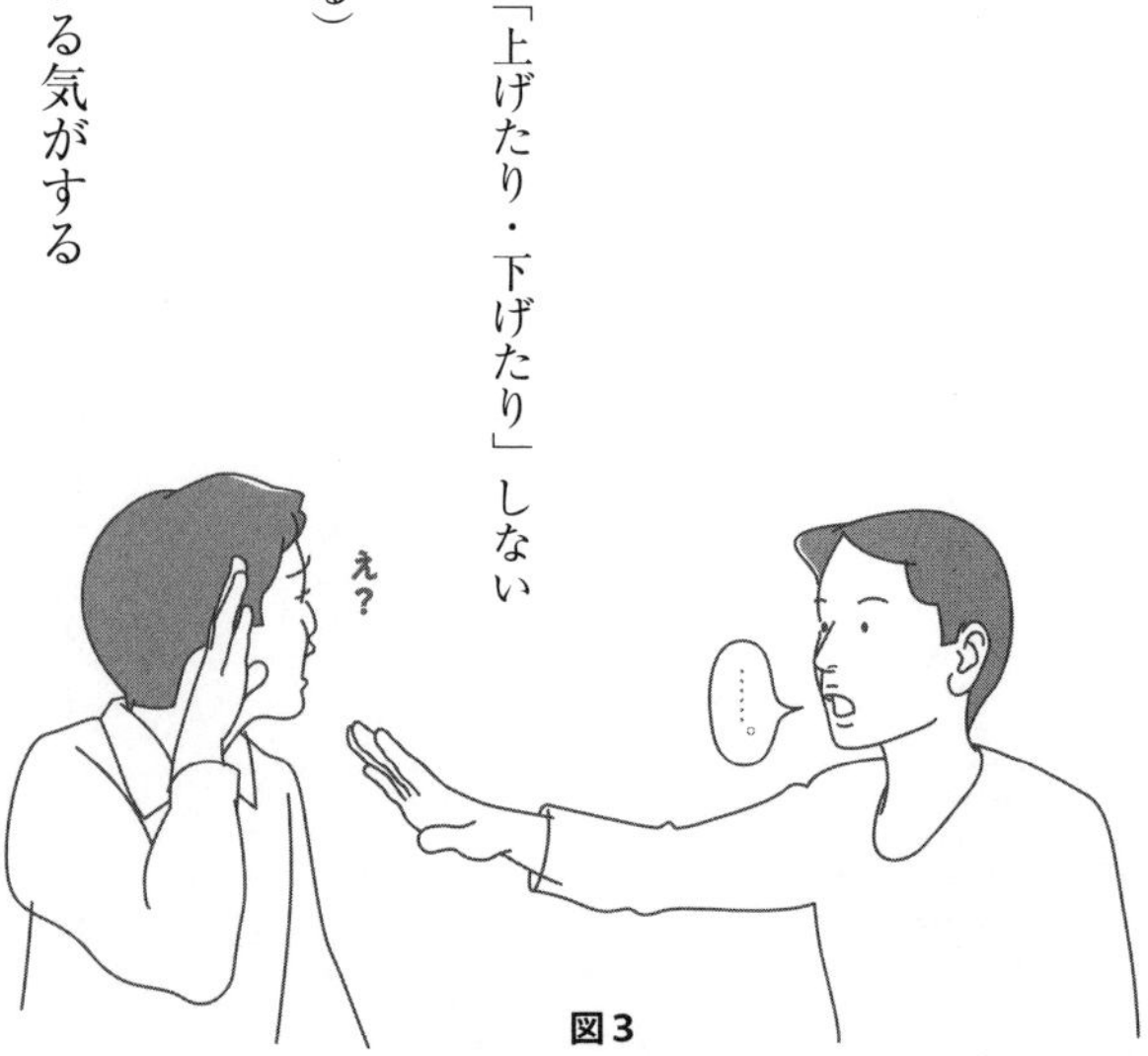

図3

人知れず大きなはたらきをしている小さな筋肉、それが「声筋」！

「はじめに」でも述べた通り、〝声筋〟とは呼ぶものの、そのはたらきは「声を出す」ことに限りません。

詳しくは次章で紹介しますが、「声筋」がはたす、体にとって最も大切な機能（本来の機能）は、**声帯を閉じて気道を閉鎖すること**。そして、その状態が可能になると「**姿勢を安定させ、必要なときに力を出す（力む）**」ことができます。

ヒトを生き物としての視点から考えると、生きるためにはより効率的に「力む」ことが求められます。そのためには「声筋」のはたらきで声帯をしっかり閉じる必要がある。するとそのとき、閉じた声帯の振動によって音が生じました。それが私たちの「声」のもとなのです。つまり「声を出す」というのは副産物的にできるようになったこと、ともいえるでしょう。

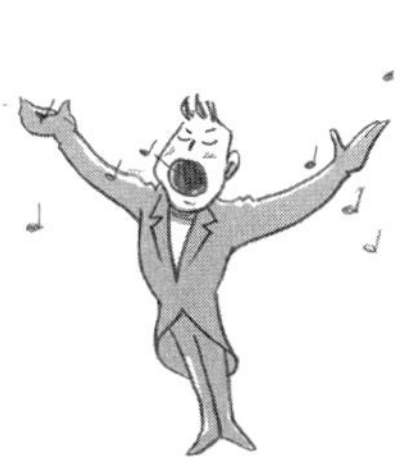

また体の機能からもう少し考えると、「声筋」は気道の入り口、気道と食道の交差点のすぐそばにあるので、呼吸や嚥下（飲み込み）といった生命維持に欠かせない行為にも関係しています。

先ほどの「暮らしのチェックリスト」は、主に前半のチェック項目が「姿勢の安定・力む」が必要なもので、後半が「発声」に関わるもので、いくつかは両方の影響が考えられる項目となっています。

つまり、私たちは「暮らしのチェックリスト」のような場面で知らず知らずのうちに「声筋」をはたらかせているので、疲労がたまったり、衰えるなどして、そのはたらきが悪くなると、生活全般に影響が生じることになります。

「声が出せる」かどうか（Ｃｈｅｃｋ１）、とくに「声筋」をしっかりはたらかせなければ出ない「声が出せる」かどうか（Ｃｈｅｃｋ２）をチェックし、生活の中の「力む場面」と「会話をする場面」を点検することで、あなたの「声筋」の状態と、全身の健康状態をイメージすることができるのです。

一般的に「ペットボトルの蓋が開けづらくなってきた」としたら、力が弱くなったと思い、必要なのは握力や腕力を鍛えることだと考える方が多いのかもしれません。

しかし、実は、力が弱くなったのではなく、気づかぬ「声筋」の衰えのせいで〝力を出せなくなっている〟可能性もあるということです。

それにより、**「声筋」は簡単なトレーニング＆ケアにより、改善することができます。**思い通り、出したい声が出せるようになり、暮らしの中で必要なパワーを、必要なときに発揮しやすくなるでしょう。

何も難しいことはありません。

第4章では、お金もかからず、ジムへ行く必要もなく、ウエアを着替える必要もないトレーニングを紹介します。いずれも暮らしの中の隙間時間に、手軽にできるものばかりです。

また次章などで紹介する「声筋とはどういった筋肉か」「健康との関係」を理解することで、セルフケアのポイントが明確になり、モチベーションもあがって状態改善の効果が高まると思います！

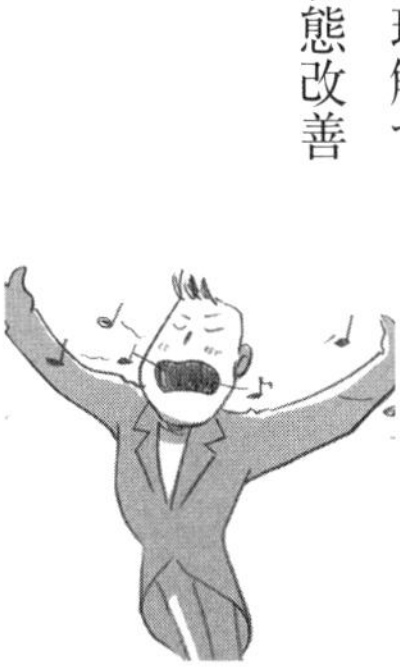

ヒトはなぜ声を出す？声から愛して、子孫繁栄?!

ヒトの祖先は〝生きるフィールド〟を水中から地上に変えて、「エラ呼吸」から「肺呼吸」に変わりました。

嗅覚は哺乳類だけではなく鳥類、爬虫類、両生類、魚類、そして昆虫にもあり、「エラ呼吸」の生き物の場合、鼻の奥の嗅《きゅう》細胞という神経細胞で匂いをキャッチして、子孫（遺伝子）を残すための異性や餌を嗅ぎ分けています。

ところがヒトの祖先が「肺呼吸」となったとき、鼻は呼吸器として酸素を取り込むという重要な役割を担うこととなり、嗅覚は衰えました。さらに四つ足歩行から二足歩行となって、地上からより高い位置に鼻がある状態になり、理想の異性が発するフェロモンを嗅ぎ分けることが鼻ではできにくくなってしまったのです。

しかし、私たちは肺呼吸によって獲得した声と言葉で、理想の異性の存在をキャッチできます。

二足歩行になり、のどと脳が発達して、ヒトだけが二語文以上の言葉をしゃべる発達を遂げたのです。そして愛を表現する「口説き」によって、子孫（遺伝子）を残す理想のパートナーをつかまえるようになりました。

性ホルモン分泌の影響を受けて声帯が変化し、男性は男性らしい声、女性は女性らしい声になるというのは、神様のはからいでしょうか。生殖可能となる思春期以後、性ホルモンによって変化した声で愛を語ることは、神のギフトなのかもしれません。

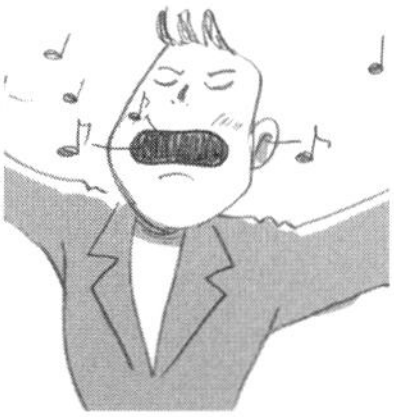

第2章

「声筋」とは何か

のどの奥でいのちを守る筋肉のはたらき

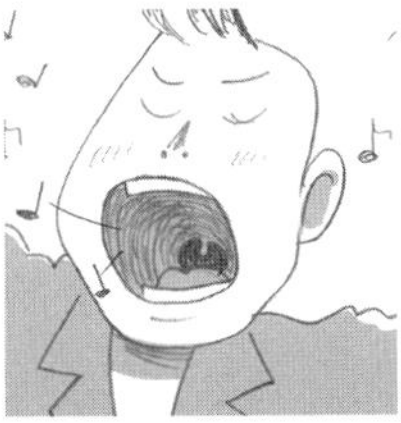

普段、目にすることのない「声筋」「4つの機能」でいのちを守る

鏡で口の奥をのぞいても、もっと奥、気道の入り口にある「声筋」は見えません。ですから、そこがどうなっているのか、にわかにイメージすることは難しいかもしれません。ですが、どんな部位の筋トレも、鍛える部分を意識しながら行うことがより効果的とされています。ぜひ、ご自分ののどの奥に、図4のような筋肉があることをイメージしてみてください。

ちなみに、人体で**生死に関わる筋肉**というのはそう多くはありません。心筋と肺の筋肉、そしてこの「声筋」です。

そう言われると大事に扱い、健やかな状態が長く続くようケアもしてあげたいと思えてきませんか？

生まれてから今までずっと、のどの奥で大切なはたらきをしてきた「声筋」に、少

し注目してみましょう。

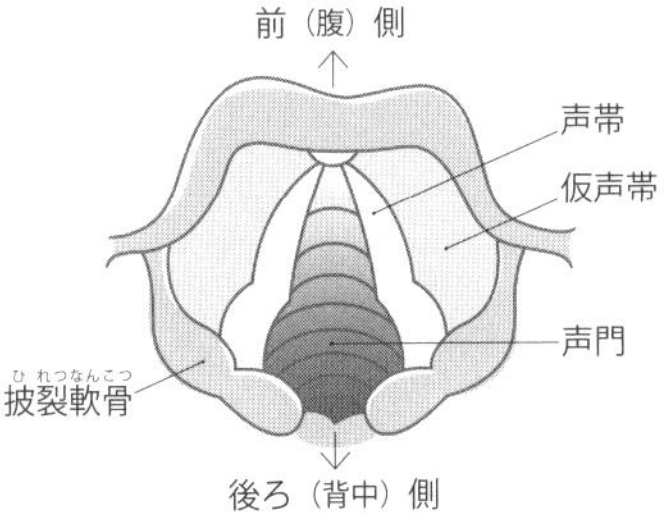

図4：声帯

【声帯】（図4）

喉ぼとけの下にある、左右二本のひだ。**女性では一センチ、男性では一・五センチ**ほどのサイズ。

表面は粘膜質でコンニャク程度の弾力があり、血管がほとんどない組織のため象牙色をしていて、健康な状態はツヤがあり美しい。発声時は「閉じ」、息を吸うとき「開く」。

声筋の中心にある
この小さな筋肉
「声帯」が
本書の主役！

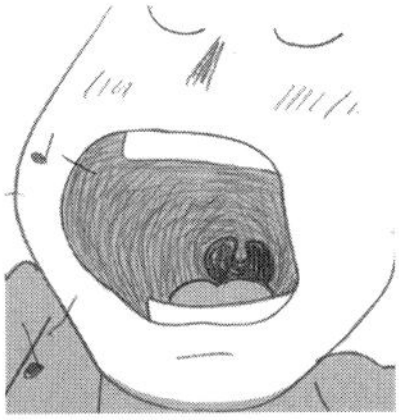

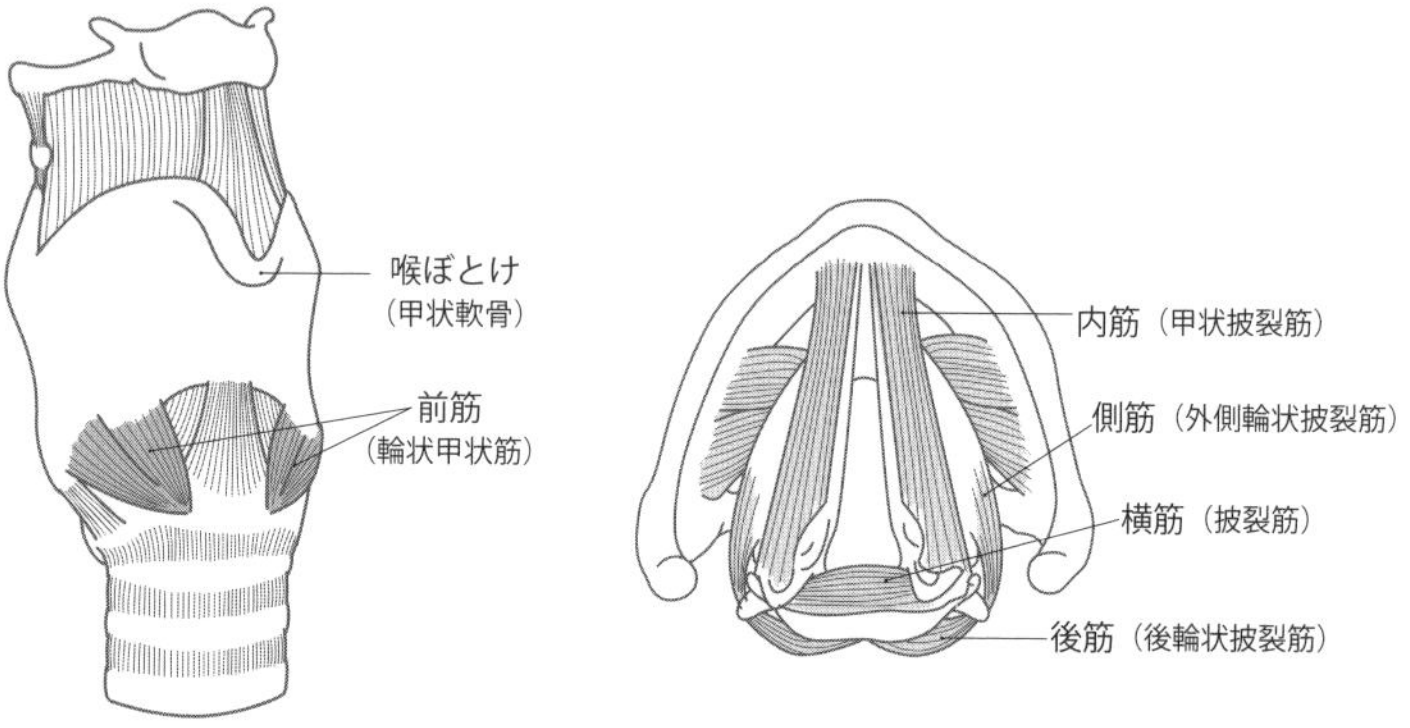

図5：声筋

【声筋】（図5）

【内筋】（甲状披裂筋《こうじょうひれつきん》）

声帯に添って「閉じる」を支える筋肉

【側筋】（外筋）（外側輪状披裂筋《がいそくりんじょうひれつきん》）

外側から声帯の「閉じる」をガードする筋肉

【横筋】（披裂筋《ひれつきん》）

閉じた声帯をロック（鍵）する筋肉

【後筋】（後輪状披裂筋《こうりんじょうひれつきん》）

声帯を開く筋肉

【前筋】（輪状甲状筋《りんじょうこうじょうきん》）

声帯を引き伸ばす筋肉、声を高くする筋肉

「声筋」とは、専門的には**「内喉頭筋《ないこうとうきん》」という筋肉群（声帯を中心にした内筋、側筋、横筋、後筋、前筋）のこと**を指します。

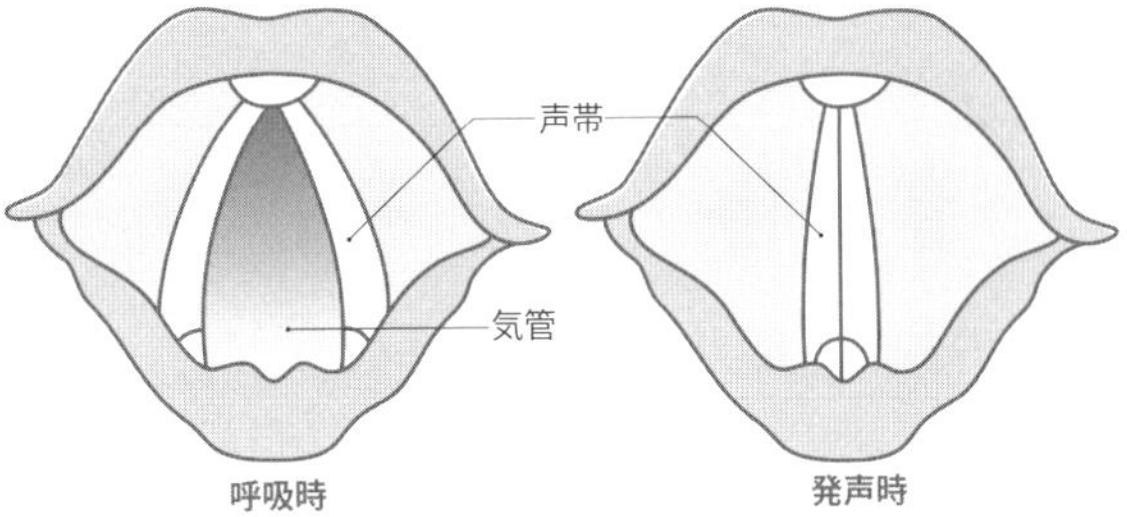

この筋肉群の最も重要なはたらきは、開口部の声帯を内筋（声帯）・側筋・横筋のはたらきによって「閉じて」、気道を安全に閉鎖すること。

声は、声帯が閉じていなければ出せません。声は、肺からの呼気が左右の声帯の間を通り抜けていくとき、声帯が細かく振動することによって起こります。前筋は声帯を前後に引き伸ばして緊張させ、声の高さを調整するはたらきを担っています。

五つの筋肉のうち三つが**しっかりと閉じるためにはたらいている筋肉群**ということで、声筋が元気なら必要なとき図6－①のように声帯の中央（正中位）で閉じることができます。

しかし、声筋に何らかのトラブルがあると、声帯を閉じられなくなったり（図6－②）、隙間ができたりします（図6－③）。

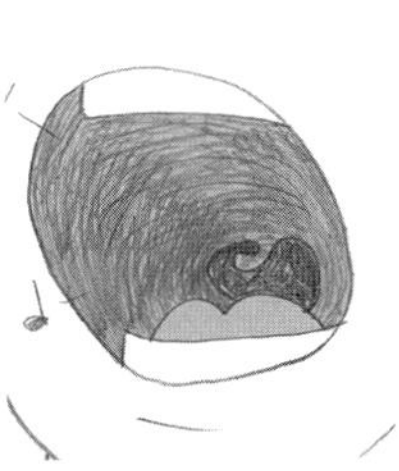

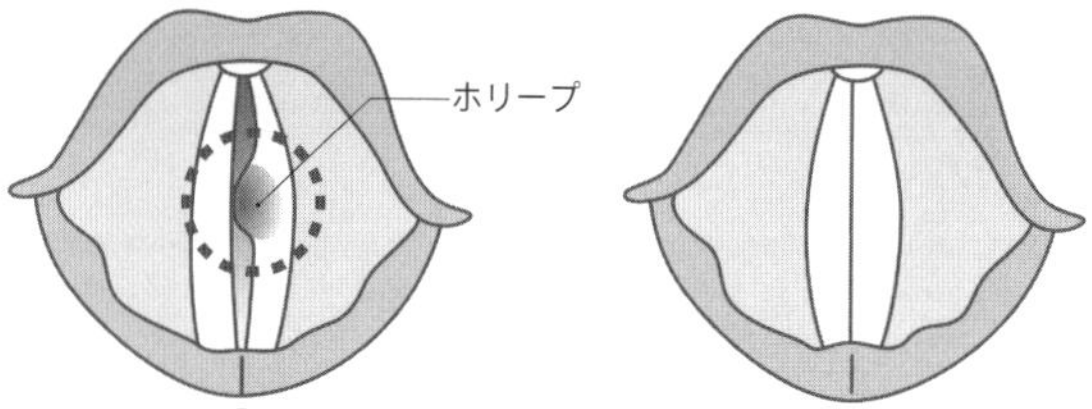

図6：声筋のはたらき

声帯が開くのは、息を吸うときだけ。後筋のはたらきで大きくV字様に開く仕組みです（図6―④）。

①声帯が閉じているとき（発声時）
②声帯が閉じられない例（声帯ポリープ）
③声帯が閉じられない例（衰えによるやせ）
④声帯が開いているとき（吸気時）

閉じるためにはたらく「声筋」が、きちんと閉じられなくなると、次の四つの機能が果たせなくなってしまいます。

- 気道を閉鎖し、呼気で膨らんだ胸郭を安定させて、姿勢を保ち、力を出す
- 気道を閉鎖し、異物を肺に入れないようにシャットア

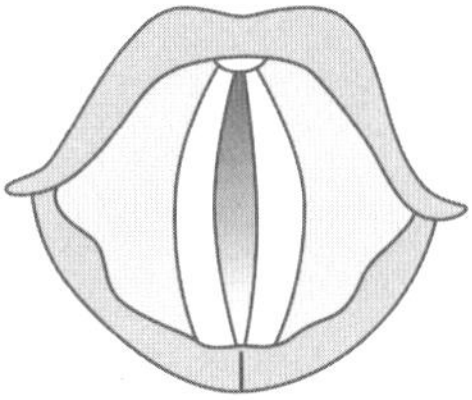
③

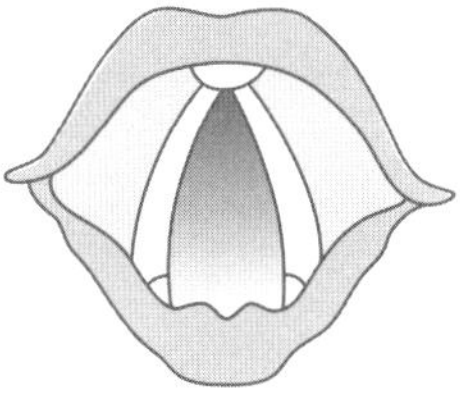
④

ウトする

- 音の高低、大小、響きなど、イメージする通り、出したい声を出す
- 十分な呼吸量を維持する

この四つとも私たちの生活、いのちを守るために欠かせない機能です。

さらに声筋を鍛える大切さを理解していただきたいので、「閉じられない」とどのように生活や健康に影響するか、ひとつずつご説明しましょう。

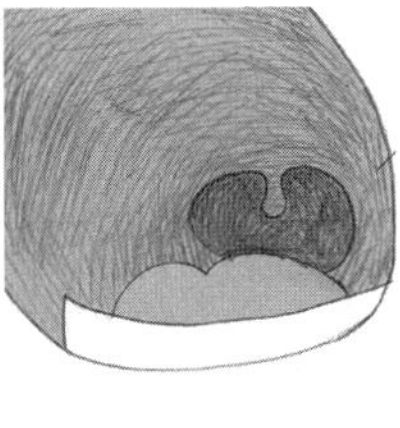

胸風船がしぼみ、力めない
転びそうになっても踏みとどまれない！

第1章でも少し紹介しましたが、声帯を閉じて気道を閉鎖することができないと、胸郭が安定せず、上体が不安定になり、いざ力を出そうとしても出せないということが起こります。

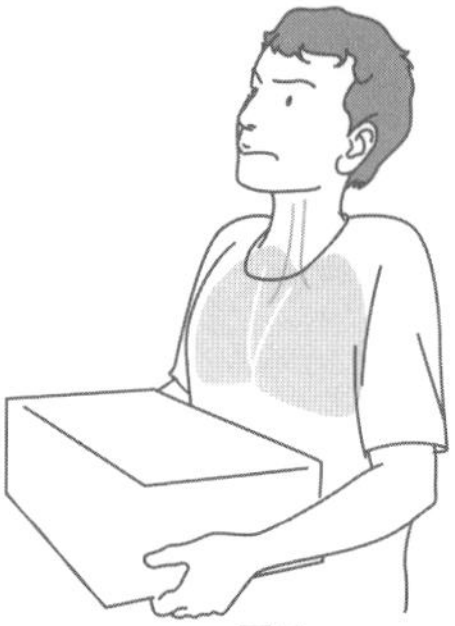
図7

それは、重い荷物を持ち上げるときなどを思い出していただくとわかりやすいでしょうか（図7）。ぐっと力を出すとき、無意識にも息をこらえると思いますが、それは声帯を閉じて、胸の中の風船（肺）をパンパンに張ることで、上体を安定させているのです。

最大限に力を込めるときには、つい「よいしょ！」などと声を出してしまうのも、実は理に叶っています。**力**

を込める瞬間、声を出すことで声帯がしっかり閉じ、より大きな力が出せるということを体が知っているのでしょう。

アスリートは、プレー中ここぞというとき、「いえいッ」「おう！」などと声を出して呼吸や、瞬間的な力をコントロールします。オリンピックに出場するようなトップアスリートは、そのとき出したい力によって、発声する音を選ぶなどもしているそうです。

元男子投てき（ハンマー投げ）の選手で東京医科歯科大学教授の室伏広治氏は、二〇〇四年、オリンピック・アテネ大会で日本人の投てき選手として初の金メダルに輝いた超一流アスリートで、現在も自身のトレーニング法や集中法を公開し、後進の育成に貢献されています。その室伏氏が著書『ゾーンの入り方』（集英社新書）に、

> 発する声の音に呼吸をコントロールする大きなヒントがあるのだと思います。
> 私はこれをハンマーを投げるときの「気合法」にもつなげていました。ハンマーを空気を切り裂くように投げるときには「いえええい」。さらに力を入れるときは「ぎえええぎ」。空気をつなぐように投げるときは「おううお」。さらに力を入れる

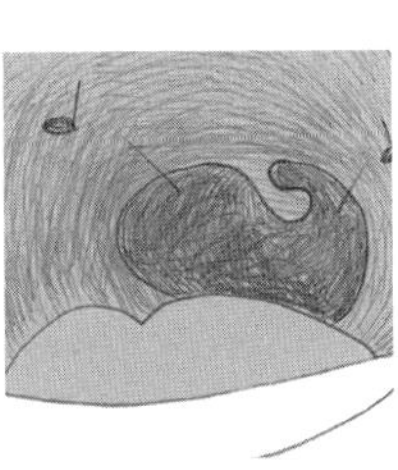

ときは「おぐぐお」と濁音を入れるのです。

（中略）

こうした掛け声が運動に及ぼす効果については、いずれ別の機会に詳しく解説してみたいと思いますが、音と呼吸には密接な関係があり、発声の仕方によって呼吸や実際の動作も変化する可能性があるのです。

と記しています。さすがの智慧に、声の専門医として敬意を表すとともに、その「別の機会」を楽しみに待ちたい気持ちになります。

室伏氏が、声と力の関係を語ってくださるのは説得力があります。

たとえばご高齢の方も、発声によって「出せなくなってきた」と思っていた力が出せるようになる可能性があるとわかれば、心が晴れる方は多いのではないでしょうか。

メダリストの太鼓判は心強い。ぜひ、声筋を鍛えてしっかりと声を出し、必要なときに力を発揮して、健やかに生活をしていただきたいと思います。

というのもいざというとき力が出せないと、重い荷物が持てないだけでなく、スポーツのパフォーマンスが変わるだけでもなく、もっと日常的に困ることも起こる危険が高まるからです。

それは、足もとがふらつきやすく、踏みとどまれなくなること。

結果、わずかな段差でつまずいて、転んでしまうリスクが高まります。

転倒によるけがや骨折は、何歳であろうと生活を一変させることがある重大事ですが、とくに高齢になると長患いや入院が健康に与える影響が大きいので、なんとしても防ぎたいものです。けがや骨折をしなくても、何度か転んでしまうと、歩くこと、外出することが怖く、不安になってしまうということもあるでしょう。

無理のない範囲で全身の筋肉を鍛えるとともに、家で、座っていてもできる声筋のトレーニングを習慣にして、事故の予防に取り組みましょう。

声帯は先にも述べた通り、女性で一センチ、男性で一・五センチほどの小さな筋肉ですが、ここがしっかり閉じて上体を支えてこそ、大地に足を踏みしめることができ

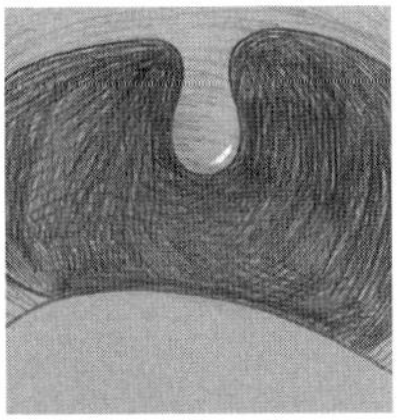

ます。出せる力を無駄なく発揮するため、踏みとどまる力を弱らせないために、声筋を鍛えることはスクワットなどに匹敵する大事なトレーニングです。

そして高齢者に限らず、無理なくできるトレーニングをして、自力で生活力を保っていくことは自信になり、安心につながります。

また不安なく、安全に歩けることは、「生活の質」に大きく関わります。

歩けなくなることから、外出が減ると、社会とのつながりを失ってしまいがちです。昨今は、そのような状態を「社会的フレイル」と呼び、健康寿命をおびやかす大きな原因といわれています。

フレイルは「虚弱」を意味していて、「社会的フレイル」が負の連鎖の入り口となって「精神的フレイル」「オーラル（口）フレイル」「身体的フレイル」などに進むことが多く、懸念されているのです。

この負の連鎖を、東京大学高齢社会総合研究機構教授の飯島勝矢先生は「フレイル・ドミノ」と名づけ、高齢者だけでなく、これから高齢期に入る人も、若い人も、予防の大切さを理解する必要があると呼びかけています。フレイル連鎖予防のためにも、のどの奥の小さな筋肉の健康が大切なことを忘れないでください。

気道の入り口にスキができると肺炎のリスクが高まり、食事が楽しめない

声帯は気道の入り口にあるので、きちんと閉じられず、隙間ができてしまっていると空気以外の異物が気道に入る危険が生じます。

本来なら食道を通るべき唾液（口の中の細菌を含む）や食べ物・飲み物が、気道を通じ、肺に入ってしまうと、それが原因で「誤嚥性《ごえんせい》肺炎」を起こすことがあります。〝隙間〟は病気のリスクになるということです。

肺炎は、二〇一七年厚生労働省発表の人口動態統計（確定数）によると日本人の死亡原因の第五位（一位はがん、二位は心筋梗塞など心臓の疾患、三位は脳血管疾患、四位は老衰）です。そして肺炎で亡くなる人の約七割が「誤嚥性肺炎」とされ、とくに高齢になるほど「誤嚥性肺炎」でいのちを落とす割合が高くなっています。ですので、先回りしてそれがどのような病気か、知っておきましょう。

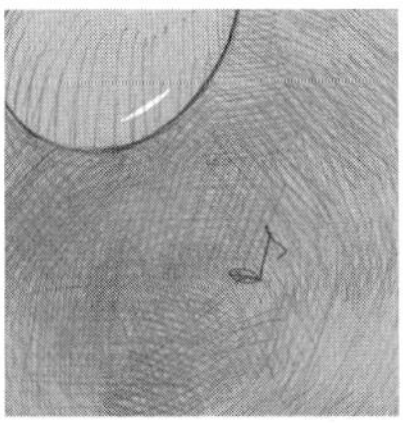

「**誤嚥**」とは、文字通り誤って嚥下する（飲み込む）ことで、高齢者だけに見られる症状だと思われがちですが、**実際は年齢にかかわらず起こる症状**です。

急いで飲んだり、食べたりしたとき、誤嚥しそうになってむせた経験は、どなたにもあるのではないでしょうか。とくに四〇代からは「老嚥《ろうえん》」（詳細は五〇頁にて）という症状も出てくるため、誰でも気をつけたいことです。

「誤嚥」や「老嚥」、「誤嚥性肺炎」を理解するには、少しのどの構造を知っておくとわかりやすいので、図8で示します。喉頭の中ほど、「喉頭蓋《こうとうがい》」という場所をご覧ください。

普段、呼吸をしているとき「喉頭蓋」は図の位置にあります。しかし、何かを飲み込むときにはこの「喉頭蓋」が蓋《ふた》をして気道を閉鎖、飲み込む物を食道に送ります。

嚥下筋《えんげきん》と呼ばれる舌や喉頭周囲の筋肉などが一連で行う素早いこの動きを〝嚥下反射《えんげはんしゃ》〟と呼びます。一般的に「ごくん」「ごっくん」などと称される飲み込みの動きです。

喉頭蓋が気道に蓋をするとき、喉頭蓋の奥にある声筋も声帯をしっかり閉じて、気道を閉じます。つまり喉頭蓋と声帯の〝二枚壁〟で肺への異物の侵入を防いでいる構造、というわけです。

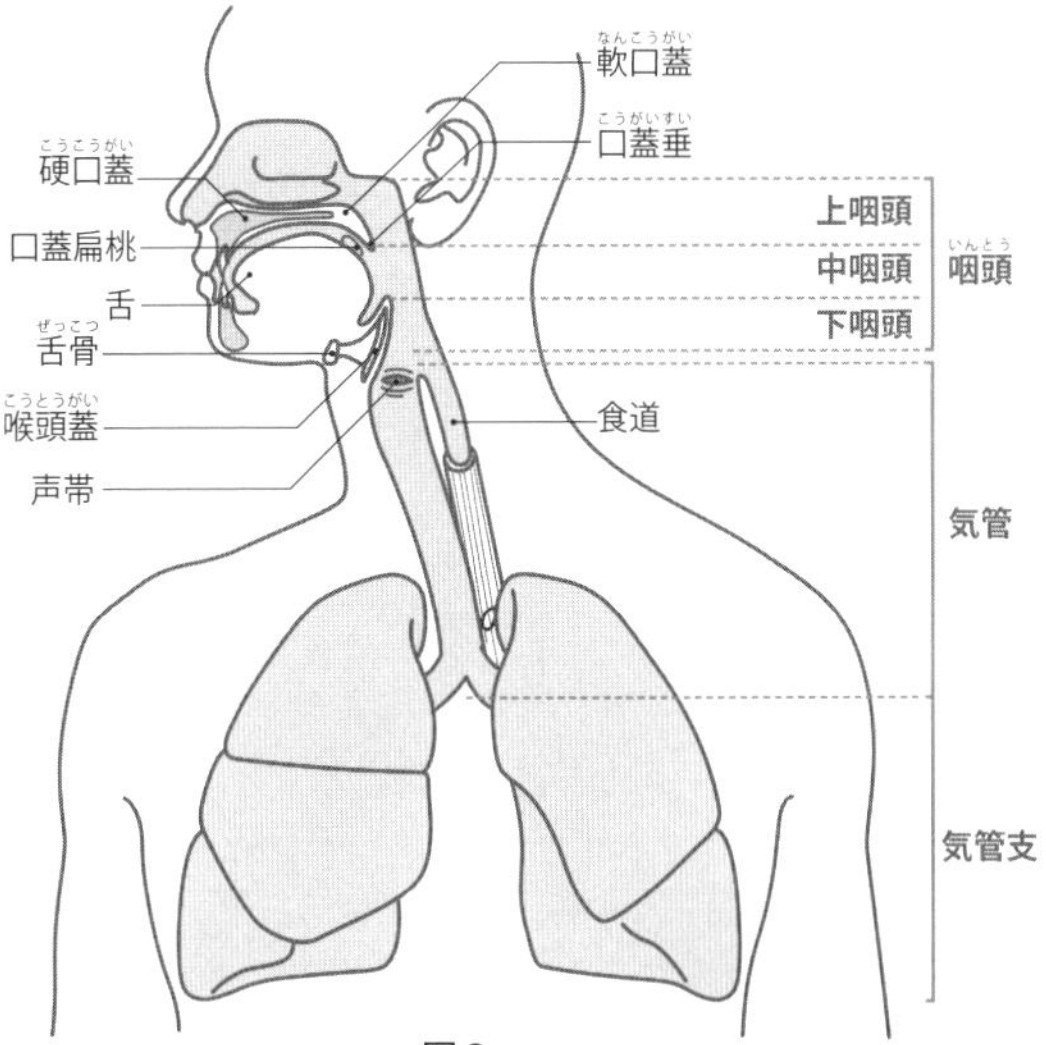

図8

喉頭蓋と声帯の
二枚壁で気道閉鎖、
異物から肺を
ガード！

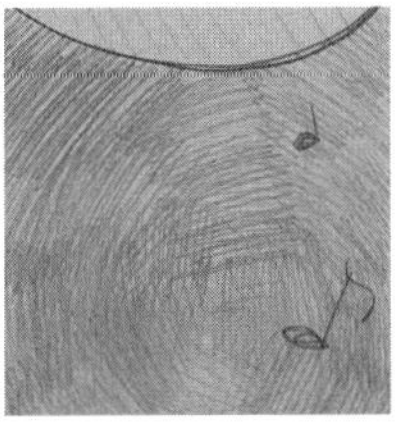

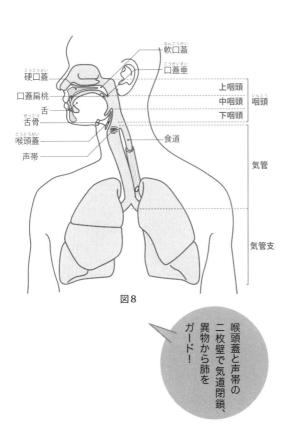

しかし、加齢とともに嚥下筋や嚥下反射が衰えることで、嚥下障害が起きやすくなります。また、嚥下障害ではないですが、その手前で「老嚥」という状態が見られる人も増えています。

「老嚥」とは、サルコペニア（加齢や栄養不良、活動の低下などによる骨格筋や体幹の筋肉量・筋力低下）のために嚥下筋が衰え、普通の食事を食べることができるのですが、むせやすく、飲み込みがわるく、口の中やのどに食べ物が残りやすい状態です。同時に歯や義歯など口の問題も起きていることが多いとされます。

これらはつまり一枚目の壁の衰えです。肺炎も心配ですが、食事のたびに〝ゴホゴホ〟とむせをくり返していたら、食事が楽しめません。

音声障害の治療中、軽い嚥下障害も見られたある患者さんは、歌うことを愛する紳士でしたが「食事中にむせるのは、一緒に食事をする人に不潔感を感じさせるのではないかと思う」と話し、楽しい会食の席から足が遠のいてしまっているようでした。

この方のように、食べる楽しみを失うきっかけになることもあるので、嚥下障害は肺炎や栄養不良の危険だけではない、重大なトラブルなのです。

嚥下障害や老嚥のため、異物が喉頭の入り口を突破してしまっても、「むせ込み」の反射によって戻せればよいのですが、高齢になるほど勢いよくむせたり、咳込む反射反応も鈍る、ということもあります。

むせや咳で戻せなかった異物は、喉頭と声帯の間にとどまってしまいます。よく噛まないで食べた物、中でも「餅」や「海苔」のようにのどに張りつきやすい食べ物、「固ゆで卵」や「ふかし芋」のように水分量が非常に少ない食べ物は、のどに残りやすく、場合によっては窒息を招きかねないので注意が必要です。

ただし、喉頭に異物が入っても、正確にはまだ「誤嚥」ではありません［＊1］声帯の壁があるからです。

しかし、嚥下機能が衰えている状態であれば、同時に声筋も衰えている可能性が高いでしょう。ひとりの人の筋肉が、極端にどこかだけ弱るというのは考えにくいからです。そして、息を吸うには声帯を開かなければなりません。声帯をも突破して異物が肺に入ってしまうと「誤嚥」となります。

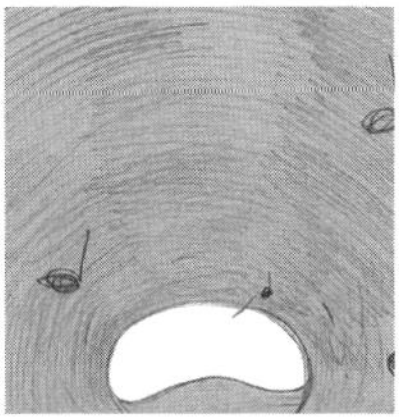

とはいえ先にも述べた通り、「誤嚥」は年齢にかかわらず起こることで、食べ物や飲み物の誤嚥はそうなくても、寝ている間に唾液を誤嚥してしまうなどは日常的に誰でも起きていると考えられます。

唾液は、口の中をきれいにしてくれ、のどをうるおす作用があるとても大切な分泌物ですが、とくに口腔ケアが不十分な場合、口の中の常在菌を含む液体なので、誤って肺に入ってしまうのは、なるべくなら避けたいところ。しかし気道と食道が交差している構造上、唾液などの誤嚥を完全に防ぐことは難しいです。

ただし、誤って肺に空気以外の異物が入っても、必ず肺炎を起こすわけではないので、肺炎予防を心がけることが大切になります。

体力が弱っていたり、免疫力が弱っている場合に、異物に含まれていた細菌が気道や肺で繁殖し、炎症を起こすのが「**誤嚥性肺炎**」です。

高齢になり、嚥下障害や声筋の衰えがある場合、体力や免疫力の低下が重なっていることが少なくないので、高齢になるほど「誤嚥性肺炎」を起こしてしまう人、くり返す人、そして亡くなってしまう人が多くなります。

「誤嚥性肺炎」を予防するには体力や免疫力を下げない「健康」が大切で、さらにのどの嚥下力を落とさないことと、口腔ケアをすることが欠かせず、声筋を鍛えることもその一環で非常に重要だといえます。

そして、嚥下力が心配なときには、専門的な診察や治療を早めに受けることが重症化を防ぎ、安全で楽しい食生活を守ることにつながります。

専門的な検査をして、嚥下力に適した（誤嚥しにくい）食べ方や食べ物を理解し、口から安全に食べ続けることで、食べる機能を維持・増進しましょう！

気になる方は耳鼻咽喉科や内科、歯科などで「摂食嚥下障害」の治療をしている医療機関を探してみてください。

病気が原因の音声障害の場合、呼吸困難や嚥下障害を併発することは少なくないので、のどの専門医とともに音声障害などの治療・リハビリを担当する言語聴覚士（ST）という専門職が、嚥下障害のケアに当たることが最近では増えています（五九頁、コラム「知っておくと役に立つ医療のこと」参照）。

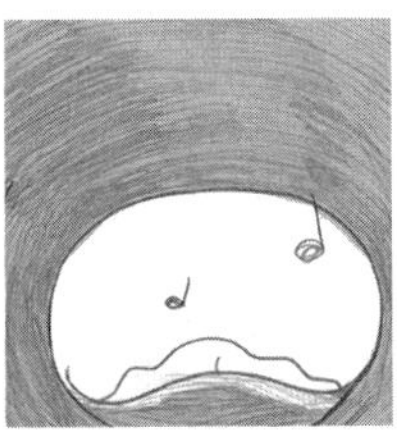

かすれ、出せる音域がせまいフケ声に！
思いがけぬ健康被害の原因にも

出したい声を出すにはいくつかの条件が整っていることが必要ですが、その中で声筋がはたらき「声帯が閉じている」ことは欠くことができない条件です。息を吸い、声帯が開いているときには、用を為す声を出すことができません。

閉じ方が不十分ですと、息が無駄にもれ、声を出すために必要な声帯の振動が起こりにくくなり、気流による雑音がある、かすれ声になってしまいます。

逆に強く閉じすぎていると、スムーズな呼気の流れが妨げられ、絞り出すような声になってしまいます。

声を出すということを考えると、力んで踏ん張るとき、人を呼び、自分の存在を知らせるとき、コミュニケーションに使うとき、また歌うとき、それぞれの場合で求められる適切な声は違っています。コミュニケーションするときに力むときの声を出したら変ですし、人を呼ぶときに歌声で呼んだらそれもおかしい（ミュージカルを除く）でしょう。どんな声でも声が出ていればよい、というわけではありません。

そのため、音の高低、大小、響きなど場に適した声をイメージ通りに出せなくてはなりません。

そのような微妙な調整は声帯の閉じ加減や振動、緊張などにより行われるので、声筋（声帯）が衰えると、出したい声が出せなくなってしまうのです。

逆に、声にはいのちを守る声筋の状態が如実に現れる、ともいえます。

とくに加齢による声帯の衰えでよく見られる声の変化には「声がかすれる」「以前は出せた音域が出せなくなった」などがあります。自分自身で変化に気づく人も多く、その多くは「**以前より声が老けてしまった**」という悲嘆で、どうしてもネガティブな変化としてとらえられてしまいます。

そして、フケ声の自覚は、人前で声を出したくないという気持ちから、人と話す機会を避けることに通じることも少なくありません。

「はじめに」でも述べた通り、人の声を聞くと、私たちは無意識にそのトーンからお

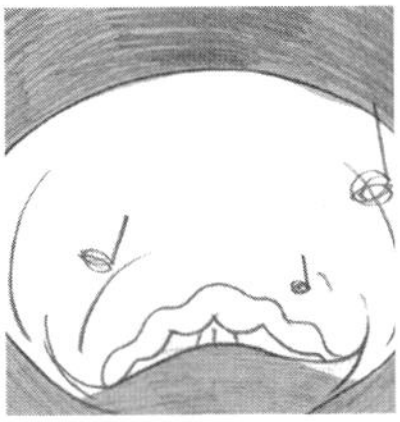

およその年齢を察するので、フケ声に気づくと、とくに新しい出会いや活動に対して後ろ向きな気持ちになってしまうのもわかります。

「声が通らなくなった」「響きがわるい」など声によるコミュニケーションエラーを自覚する人も多く、誰かと話をしていて聞き取りづらさを指摘されたり、聞き返されることが増えると、会話に消極的になってしまう心情も理解できます。

中年以降、「出したい声が出せない」ために困ること、またそれが悩みになり、生活・健康を脅かす原因になることは多いのです。

一方、声筋の衰え以外に、耳や鼻の病気で声が出なくなることもありますし、声が出なくなることが、いのちを脅かす大病のサインである場合もあります。

少し整理してお伝えする必要があるので、発声メカニズムとともにフケ声の正体と生活への影響、そして声や声筋にダメージを与える要因、声に症状が現れる病気などについては、次章でまとめてご紹介します。

スムーズな呼吸の妨げに
全身の運動、あらゆる活動に悪影響！

先に、声帯が「閉じられない」と空気で肺を膨らませて、上体を安定させることができないため、力めないことを解説しました。それはつまり、正常な呼吸では起こらない空気もれが起きている状態です。

いうまでもなく、酸素を取り込み、二酸化炭素を排出する呼吸は体のすべての細胞が健やかであるために重要な体の営みで、空気もれによって酸欠状態が起こるととても苦しく、体のあらゆる機能が低下してしんどいうえ、何を活動する気力も萎えてしまいます。

声帯が閉じられないと、とくに「**息を吐く**」ことが十分にできません。健康づくりになる呼吸法の多くは「**しっかり吐く**」を意識して行うとよいとされ、しっかり吐けば、自ずとフレッシュな酸素を十分に吸うことができるとされます。吐くことができないと、吸うことも不十分になってしまうのです。

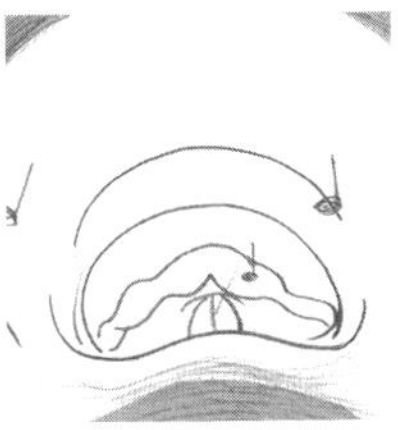

しっかりと息を吐くことができない状態では、吐く息の流れ（呼気流）を声帯の閉鎖と振動によって「音」に変換する発声のメカニズムが適切にはたらかず、息苦しさやそのつらさを伝えることもどかしくなってしまいます。

逆に、健康なときに十分な呼吸ができ、声を使って自由に表現できるのは、声帯がしっかりと閉じることができるから、といえます。

【＊1】喉頭に異物が入ってしまった場合、意識して咳をくり返すか、前かがみになり、身近な人に「背中の中央より少し上あたり」を叩いてもらうと、吐き出せることもあります。のどを通過する速度が速い水分は最も誤嚥しやすいので、水を飲むのはもってのほかです！

知っておくと役に立つ医療のこと 注目されている専門職・言語聴覚士

本書に度々、登場する「言《げん》語《ご》聴《ちょう》覚《かく》士《し》」という専門職は比較的、新しい国家資格のためまだご存じでない方もいるかもしれません。しかし中年以降に起こりやすい健康上の問題で彼らのケアを受ける方は少なくないですし、超高齢社会となった今日ではケアを受ける人はますます増えると考えられています。いざというとき、適切なケアを受けるために、ぜひ彼らのことを知っておきましょう。

言語聴覚士はSpeech Language Hearing Therapistの頭文字をとってＳＴと呼ばれる専門職です。一九九九年に国家資格として誕生し、日本にはまだ約三万一千人（二〇一八年三月現在、一般社団法人日本言語聴覚士協会）しかおらず、彼らのケアを必要とする人が年々増えている中では〝圧倒的に不足している〟とされています。

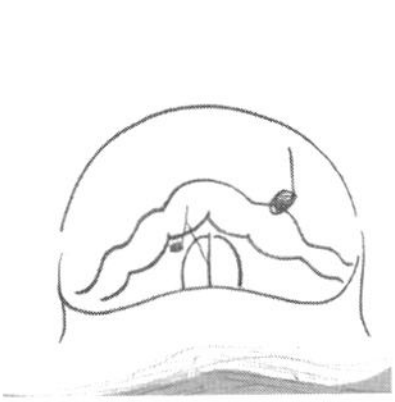

どのようなことをする専門職かというと、脳卒中などが原因で起こる失語症や、さまざまな原因による声や発声の障害、嚥下障害などに対して、科学的な検査によって障害の程度を判定し、医師から処方されるリハビリプランを実行して、患者さんが「コミュニケーション能力」や「口から食べる機能」を回復するまで伴走する、患者さんの最もそばにいるケア職です。

東京ボイスセンターにも、リハビリを担当する言語聴覚士が七名勤務していて、彼らなしで音声治療は進められません。科学的な裏づけを基礎とした音声治療（ボイステラピー）は、一般的なボイストレーニングとは異なるので、専門知識と技術を有する彼らを医師も信頼し、リハビリを任せます。

とはいえ耳鼻咽喉科専属の言語聴覚士がいる医療機関はまだ少ないのが実際です。

とにかく言語聴覚士の絶対数が少ないこともあり、また、高齢化の進展で言語聴覚士が嚥下障害のケアに当たることが増えてきて、音声治療に当たる言語聴覚士が相対的に増えにくい状況にあるようです。

五〇頁でも紹介した通り、嚥下障害は高齢期の生活の質に大きな影響を与えるトラブルであり、誤嚥性肺炎のリスクを高めますから、食べることを支える専門職としても言語聴覚士が脚光を浴びるのは当然ともいえます。

高齢期に病気やけがで入院し、安静期間が長いと、入院前にできていたことができなくなることは少なくありません。身体のさまざまな機能が〝使わないこと〟によって低下するのは〝廃用《はいよう》〟と呼ばれますが、そのひとつで「嚥下障害」も入院中・後にとくに起こりやすいのです。

高齢な方が「食べられない」と、病気やけがの回復は遅れ、栄養状態が悪化し、「歩けない」「認知できない」といった負の連鎖につながることが多いとして、老年医学の分野では安静・絶飲食の期間を短くしようとする傾向にありますが、同時に治療の過程での廃用を防ぎ、改善するケアも併行する「チーム医療」が行われることが増えています。言語聴覚士もチームの一員として、病院だけでなく退院後を支える地域医療のフィールドでも活躍しているのです。

嚥下障害は、問題なく食べられるときにはイメージしづらく、食べることを支えるケアというのも健康な方にはピンとこないかもしれませんが、困ったときには言語聴覚士のように専門的なケアができる医療職に相談できることを覚えてお

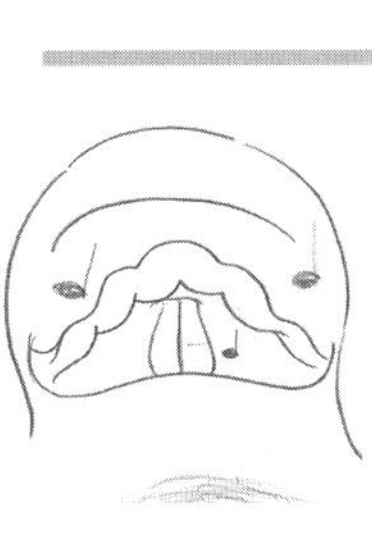

きましょう。

なお、声のトラブルも、嚥下のトラブルも、何か不安に感じたら、自己診断で軽く考えたり、民間療法を頼る前に、専門の医療機関を受診して、原因をたしかめ、適切な治療やリハビリにアクセスするのが早期回復の手段です。とくにボイストレーニングなど民間療法との付き合い方は、専門医と相談しながら、個々の症状や希望に合う、実のあるものを選びましょう。

第3章

人は「声」から衰える

こうして生まれる「フケ声」と「ツヤ声」

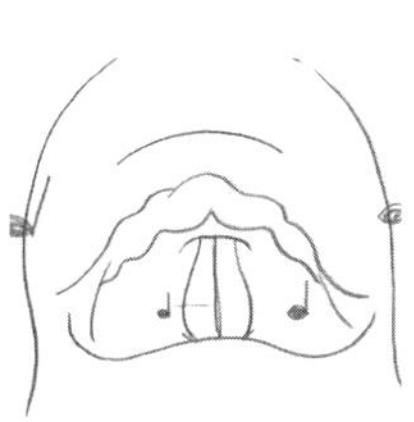

なぜ「声」は老ける？ 声帯&声、その老化のメカニズム

第2章でも述べた通り、中年になると「声が老けた」と気づく方は多く、悩む方も増えます。人の年齢の判断基準には「見た目」もあるのですが、それは装うことができる一方、「声の老化は隠せない、戻らない」と悲嘆する方が少なくないようです。

しかし、これには少し誤解があります。そのままにしておくとたしかに「声の老化」は隠し難いですが、トレーニングやケアで改善できるので「戻らない」は早合点。

そこでまず、なぜ老けた印象を与える声に変わってしまうのか、発声と声帯（声筋）の衰えの関係をおおまかに知っておきましょう。トレーニングやケアを行う上での予備知識として大切なポイントにしぼってご紹介します。

先に「声は、肺からの呼気が左右の声帯の間を通り抜けていくとき、声帯が細かく

振動することによって起こる」と述べた通り、発声の要となるのは「声帯」であり、その振動です。

振動といっても、超高速で左右のひだ表面の粘膜がぶつかり合うことで、たとえば普通の会話では一秒間に一〇〇〜二五〇回の〝ぶつかり〟が生じ、裏声で歌うときにはさらに高頻度で〝ぶつかり〟が生じています。発生する**声のタイプは、振動（ぶつかり）のパターンによって決まる仕組み**なのです。

発声しているときにのどに手を当てると、喉ぼとけの奥で細かな〝ぶつかり〟が起こっているのを触感からイメージすることができるでしょう。

そして拍手をし続ければ手が腫れるのと同じで、ぶつかる回数が多ければ、声帯も腫れてしまいます。使えば疲労するのは、ほかの筋肉と同じです。

ケアを怠ると、疲労が蓄積していきます。そのまま放っておくと、やがて声帯が、

- **やせる**（**横幅が狭くなる**）
- **むくむ**（**分厚くなる**）
- **萎縮する**（**硬くなる**）

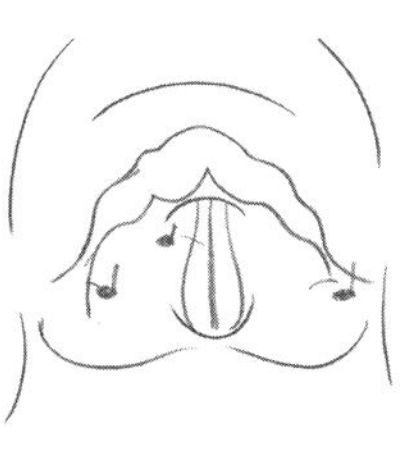

といった変化（器質的）が起こります。

さらには、いわゆる「更年期」を境に、男女とも性ホルモン分泌の変調が関係する変化（器質的）も起こり、それらが相まって声帯の閉じ方や振動、緊張、呼気の流れにも影響して声を変えてしまう。

これが**「疲労やダメージの経年的蓄積による声帯の変化（劣化）と、老化による声変わり」＝フケ声**の実態です。

経年変化ですから、自分で日々の変化に気づくことは難しく、ある日、「そういえば最近、声が……」と思い当たる方が多いでしょう。

中年以降、男女の声は似通ってきて、男性は高く、女性は低くなっていきます。そして人生の終盤に近づくと、多かれ少なかれ、かすれてきます（八八頁、コラム「人の声の変せん」参照）。

フケ声と自覚される声の変化としては、男女とも、

「声がかすれる」
「以前は出せた音域が出せなくなった」
「声が通らなくなった」
「響きがわるい」

などが多いようで、一般的に声を聞いた相手にフケ声の印象を与えるのも「しわがれ声」とされます。

好印象は「ツヤ声」から生まれる
伝わる声でコミュニケーションの活性化！

そして声は年齢を感じさせるだけでなく、人物像の印象をも左右するといわれています。

アメリカの心理学者であるアルバート・メラビアン氏が提唱した「メラビアンの法則」では、人の第一印象は初対面の数秒で決定され、その情報のほとんどは「見た目

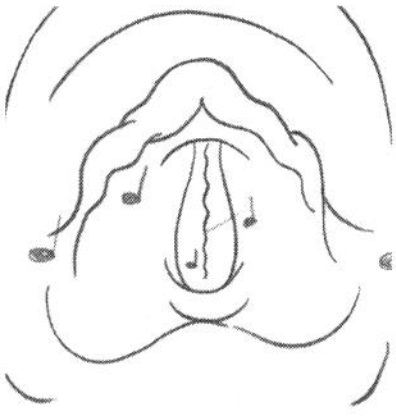

（視覚情報）」（五五パーセント）から得ているとされます。

次いで印象を決定づけるのは「声（聴覚情報）」（三八パーセント）とされ、「話の内容（言語情報）」（七パーセント）よりもずっと高いことが示されています。

大事なことを話す以上に、いい声で話すことが好印象を与えるということです。同じことを話しても「聞いてもらえる声（説得力がある声）」と、「聞いてもらえない声（説得力が乏しい声）」があるともいえるでしょう。

たしかに政治家やタレント、僧侶、学校の先生など、人前で話すことが多い職業の人は、よく声が評され、声によって人品まで評価されることもあります。

「このお坊さんの読経は朗々としてありがたみがある」などと感じたことはありませんか？　同じお経も、読む人の声によって心に響き方が変わるというわけです。声を聞いて「健康・不健康」「信頼できる・できない」「温和な人・粗野な人」などイメージをもってしまうのは否めません。

メラビアンの法則は感覚的、経験的にも腑に落ちやすいのです。

ゆえに**自分の声が好きでなくなり、自信がもてないのはつらく、さまざまなことに対する意欲の後退につながってしまう**ことがあります。

先にも述べた通り、人と会えば声を出さないわけにはいかないから外出を控える、とくに新しい出会いや活動に対して後ろ向きになるようなことがあれば、「老人性のひきこもり」や、四六頁でも紹介した「社会的フレイル」に陥り、フレイルの負の連鎖につながりかねません。

ひきこもりは、思春期の子どもの問題として話題になることが多いですが、超高齢社会の今、最も危惧されているのは高齢の方が家にひきこもってしまい、社会とのつながりを失い、健康被害に及ぶことです。

心身のトラブルは何であれ「老人性のひきこもり」や「社会的フレイル」のきっかけになる可能性がありますが、声はコミュニケーションのツールであるため、影響が大きいのです。

同様に、耳（聞こえ）のトラブルも、同時に大きな声を出しすぎてしまうなど発声のトラブルをも招きがちで、コミュニケーションエラーを起こしやすく、社会とのつながりを失うきっかけになることがよくあります。

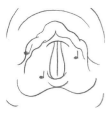

本来、人と交わり、役割を果たし、存在を認められたいと欲する性質（集団欲求、承認欲求）をもつ私たち人間にとって、コミュニケーションエラーの頻発、ひきこもり生活、社会的フレイルは心身の健康を歪めてしまうものです。そうした状態は誰よりご本人がつらく、生きる意欲に影響します。

また、パートナーや家族がそのような状態になると、そばにいる方も生活が楽しめなくなるのではないでしょうか。

もしも身近な人が意欲を失い、何事にも後ろ向きになり、家に閉じこもってストレスをため、イライラしていたらどうでしょう。とても心配な一方で、自分も影響を受け、健康を害す危険を感じる人は少なくないでしょう。

リタイヤなどの後、社会での居場所を失ってしまい、家に閉じこもりがちなのは男性に多いとされます。比べて女性は仕事や子育てを終えた後も社会とのつながりを維持しやすいといわれ、パートナーが家に引きこもっていても、何とか工夫して〝マイライフ〟を充実させようと社会参加を続けるといわれます。しかし、女性もリタイヤ後に何かのきっかけで、内向的になってしまうことがないとはいえません。

誰もが仕事や子育てなど、中年時代に生き甲斐であり、拠り所でもあった役割を手放すときがやってきます。けれど人生一〇〇年ですから、慣れ親しんだ人間関係や環境にピリオドを打った六〇代、七〇代に、新たな人間関係や活動のフィールドをつくる必要に迫られることも増えているでしょう。

長い人生のソフトランディングを考えると、老後の「社会活動の足場」はできれば三〇代、四〇代から整えていくのが理想的ですが、人生の大先輩である患者さんと話していると、「誰しも現役時代は忙しく、慌ただしく過ぎるもの」のようで、なかなか理想通りにはいかないことを感じます。しかし、先輩方が工夫しておられる様子をうかがうと、「いつからでも遅いことはない」とも感じます（いま三〇代、四〇代で本書を手に取られた読者の方たちは先見の明があります！）。

ある高齢の男性患者さんからリタイヤ後、地域活動でご苦労されているとうかがったことがあります。

地域活動の場は女性が多く、男性が少ないうえ、縦社会で生きてきた男性にとってあまり馴染みのない〝フラットな関係〟を求められて気苦労があるという話で、「今

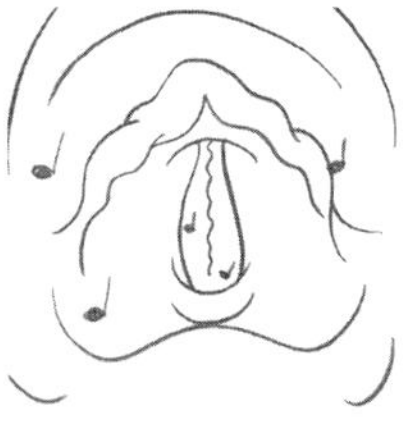

さらながら、コミュニケーション力の鍛え直し」と笑っておられました。

男女の寿命の差を考えれば、高齢になって同世代以上で集まれば、女性優勢、男性劣勢になるのはやむを得ません。男の理屈が通用しなくなるなど、私も男性として聞き捨てておけない話で勉強になり、大先輩にエールを送りたいと思いました。

ソフトランディングに欠かせないのがコミュニケーションならば、「伝える声」というより、「**伝わる声**」が大切。いい声が出せるよう、応援しよう！　と奮起した次第です。


みなさんも本来、出すことができる健やかな声をキープして、コミュニケーションの悩みとは無縁でいきましょう。男性も、女性も、それぞれ自身にふさわしく、はつらつさがのったよい声、「**ツヤ声**」が出せると毎日は楽しく、明るさは周りにも伝播します。

往年の名声優・歌手・俳優にはその個性的な声を保って活躍される方がいらっしゃいます。同じのどの仕組みをもち、同じように一年にひとつ年齢を重ねても、その方らしいツヤ声が保たれるのは、声帯の鍛え方、使い方がプロですし、声の健康に気を配ってすごされている賜物です。

プロ級とまではいかなくても、暮らしの中で無理なくできるトレーニングとケアを続ければ、誰でも自信をもって話し、歌える声が保てます！

ツヤ声とはどんな声？ 男女それぞれの「いい声」考

ところで「いい声」とはどのような声でしょうか？　声楽における声の評価には専門的な見解がありますが、一般的に、話し声や趣味の歌声については何をもって「いい声」とするかは曖昧です。

「耳に心地いい」などといっても、人それぞれ好みは異なるでしょう。

本書では、より楽しく健やかな人生を生きるために「声」を見直していただきたいと願って、いい声をツヤ声と称しますが、これにも特別な定義はありません。あえて

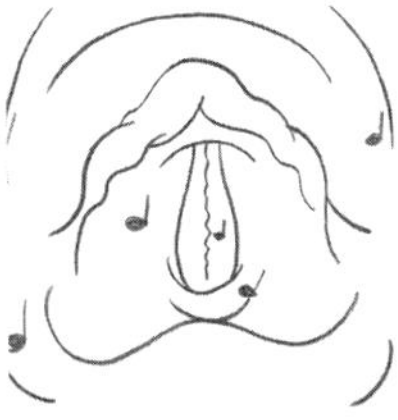

いうならご自身がツヤ声と自信がもて、**コミュニケーションが円滑にいく「伝わる声」**をツヤ声としたいと考えました。

本来なら、もっといい声が出るのに、一般の方には「声筋を鍛え、声を磨く」といった習慣がない場合が多く、持ち前の「いい声」を出し切れていない方が多いので、ぜひ本書を機に〝声磨き〟のトレーニングやケアをやっていただきたいという願いも込めています。

さて、何をもって「いい声」とするか、曖昧なのは事実ですが、一方で〝モテる声〟として定評があるのは、男女それぞれ次のような声といわれます。

男性は「バリトンボイス」が異性を惹きつける、魅力がある声とされています。女性と比べて男性の声は低いものですが、あまり低すぎると凄みがあって、威圧感を与えてしまい、逆に高すぎると軽薄な印象を与えるというのです。

一方、女性は時代の影響を受け、最近どうやら定評に変化が見られるようです。

かつてハリウッド映画の主演女優は「かわいい声」の持ち主でしたが、最近ですとそういった「かわいい声」を出す女優さんは悪女（小悪魔）的役柄で、主演は「メゾソプラノ」の、少し落ち着いた声の持ち主が多いようです。

それは活躍している女性アナウンサーも同様で、男女が平等に活躍する社会に変わりつつある中で、女性が自己表現をする機会が増え、声に「説得力」が求められて、「いい声」評がユニセックス化しているのかもしれません。

近代で、「いい声」を印象づけ、多くの人の高評価を得たニュース映像をひとつあげると、オバマ大統領の就任演説スピーチが秀逸ではないかと思います。私は仕事柄、つい話の内容以上に〝声〟を聞いてしまうのですが、歓喜と自信に満ちた声が世界中に「時代を変える」印象を与え、改めて声がコミュニケーションに影響を与える大きさを考えさせられたひとときでした。

みなさんも、ぜひ声を磨いて、ご自身の「最高のツヤ声」を活かしてください！

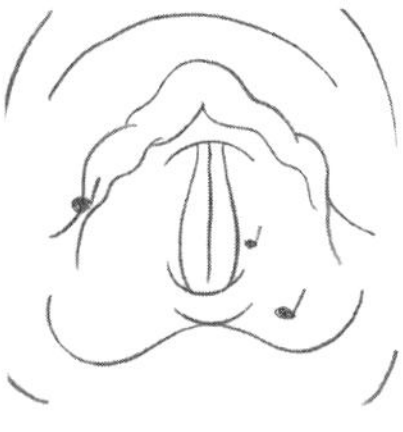

「三つのNG」から声を守って加齢ダメージを加速させない！

年齢を重ねることによってホルモン分泌の変調が起き、声帯・声が変化するのは、不可逆的（もとに戻らない）といえますが、疲労による変化は可逆的（改善可能）なものです。

とはいえ不可逆的な変化と、可逆的な変化の境目はありませんから、**改善可能な部分にはたらきかけ続ける**トレーニングやケアは、無駄になることはなく、続けることで人生に幸福をもたらします。

生きている以上、老いに抗うことはできない私たちは、全身のあらゆる健康づくりで、いつもこの「改善可能な部分にはたらきかけ続ける」というあきらめない心がけが大切になるのではないでしょうか。

医師として治療に当たっている中で感じるのは、リハビリなどで、医療者の提案を信頼してくださり、適切に続けられた方はご自身が納得する結果が得られる場合が多く、それはときに医療者が意図していた以上になる、ということ。

適切にとは、無理せず「**ええ加減に**（関西弁で）」ということです。病気や障害などトラブルを改善していく主体者は、患者さんご自身なのだと、患者さんから教わってきました。

そこで、ぜひ声帯・声の変化についても「改善可能な部分へのはたらきかけ」を続けていただきたく、大事なポイントをご紹介しましょう。

次の三つが加齢ダメージを加速させます！

年齢にかかわらず、本来はもっといい声が出せるのに、この三つのいずれかの状態にあることが声を衰えさせてしまう、という要点です。トレーニングやケアを無駄にしないために、ツヤ声キープの基本としてぜひとも予防しましょう。

▼声帯は〝うるおい〟いのち！　ドライのどを予防

ひとつは「ドライのど」を防ぐこと。

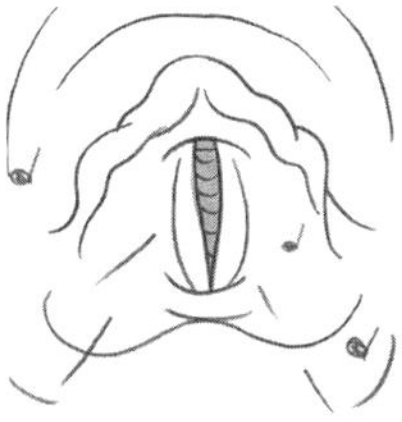

声帯表面の粘膜は十分な粘性を保ち、やわらかくて変形しやすく、変形してもすぐ形がもとに戻る弾性があることが大切で、そのためには、うるおいが欠かせません。

口の乾燥を防ぐ唾液と同様に、のども乾燥を防ぎ、ウイルスや細菌から守るために清浄な分泌液「のど粘液」が分泌されていますが、唾液やのど粘液の分泌量は加齢やストレスによって減少するので、**年齢を重ねるほどより意識的にドライのど対策が必要**になります。

ところが乾燥している環境で、さらにのどの乾燥を招く「口呼吸」をしている人が増えています。

しかし**口は本来、呼吸をする器官ではなく「消化器」**で、鼻が「呼吸器」ですから、口呼吸を続けていると、いわば〝目的外使用〟で、さまざまな健康被害の原因になります。

発声時以外は口を閉じ、呼吸は鼻から吸って、鼻から吐く「鼻呼吸」に改めて、のどを守りましょう。鼻の中は鼻水が出ていて吸気をうるおし、鼻粘膜に生えている微細な線毛と粘液層が細菌やウイルスなどをとらえ、さらに吸い込んだ空気を温めてくれます。

普段、口呼吸をしているかどうかは図9のチェックでわかります。

声と声筋、そして全身の健康づくりにもつながる「鼻呼吸＋腹式呼吸」のやり方や、「ドライのど」を防ぐための暮らしの工夫については第5章で紹介します。

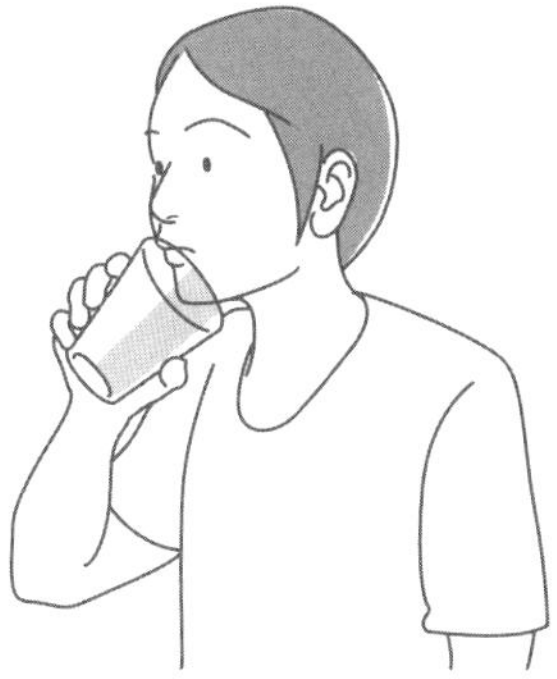

図9　のどにやさしい鼻呼吸

【口呼吸チェック】（図9）

自然に呼吸している状態で、口にガラスのコップを当ててみましょう。

曇ってしまったら、日常的に「口呼吸」が習慣になっている可能性があります。

一三三頁を参考に「鼻呼吸」に改めていきましょう。鼻はまるで加湿・空気清浄機能付きエアコン！のどにやさしい呼吸ができます。

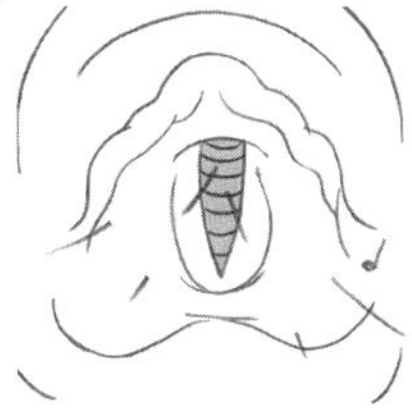

▼無理なダイエットで「声筋やせ」を起こさない

二つめのポイントは「急激なダイエット」を避けること。

急に体重が減ると、脂肪が落ちるより先に筋肉からやせてしまうので、声筋（声帯）もやせてしまいます。

全身の健康のため、適正体重を保つことは大切です。中高年ではメタボリックシンドロームなど生活習慣病予防のために主治医からダイエットを強く推奨されている方もいるかもしれません。

しかし、ダイエットをするときは、当座の体重減少だけに気をとられず、栄養をとり、体を動かして、筋肉量を落とさないよう長期計画で行いましょう。

また六五歳以上の場合、フレイル予防、介護予防の視点から低栄養予防やサルコペニア肥満（外見で太っていなくても体重に占める筋肉量が低く、体脂肪率が高い状態）の予防が重要なので、やはり栄養をつけ、筋肉量を落とさないことが大切だと覚えておいてください。

▼胃酸の逆流で起こる「のど焼け」をブロック

三つめのポイントは「のど焼け」を防ぐこと。

「咽喉頭酸逆流症《いんこうとうさんぎゃくりゅうしょう》」という病気があります。胃酸を含む胃の内容物が食道に逆流する「逆流性食道炎」のうち、さらに激しく逆流して、のどや鼻などまで達してしまう病気です。

「逆流性食道炎」なら主な症状は胸焼けですが、「咽喉頭酸逆流症」の場合には胸焼け以上に「のど焼け」がつらく、声筋の過度の緊張や咳も起こりやすく、声がかすれ、のどの違和感にさいなまれます。まれには逆流が耳まで達し、中耳炎の原因になってしまうこともあります。

病気になる主な原因から、起こしやすい人が比較的はっきりしているので、当てはまる場合は要注意です。

【原因1…食事をするときの姿勢がわるい】

前かがみの姿勢で食事すると消化器が圧迫され、食中・食後に逆流が起きやすくな

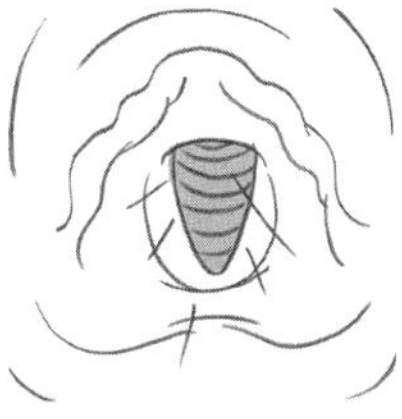

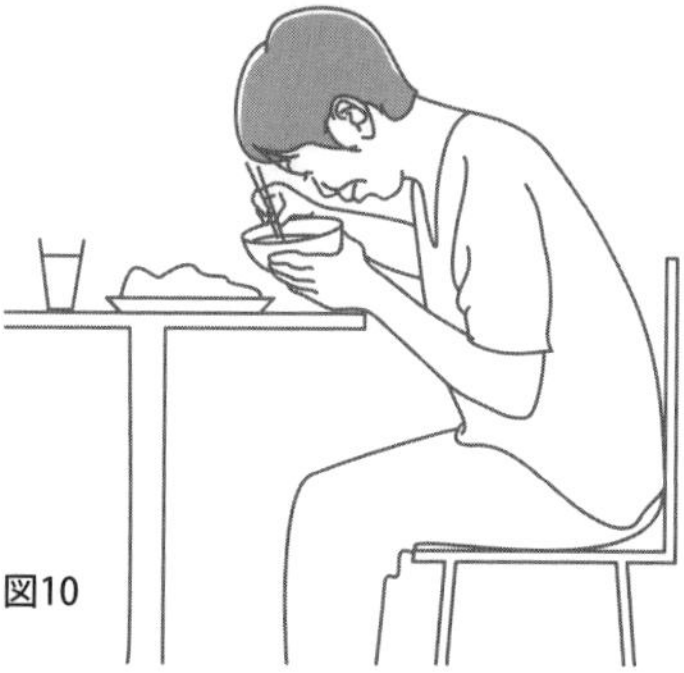

図10

ります（図10）。

高齢の、中でも女性の患者さんが多いのは、骨粗しょう症などの影響で円背になってしまうなど、姿勢がわるく、正しづらい方が多くなるため。同時に歯や義歯のトラブルで「よく噛まない」、胃酸がたくさん出る「甘いものが好き」といったことがあるとより起こりやすいでしょう。

食べてすぐ横になる場合、夕食と就寝時間の間が短い場合も、逆流は起こりやすくなります。

［原因2…胃酸がたくさん出るものを好んで食べる］

あまり噛まずに脂質の多いものを食べると、消化に時間がかかり、逆流が起きやすくなります。

若い男性に患者さんが多いのは、脂質の高い外食（ファストフード）を食べる機会が多く、同時に強い酸性の炭酸飲料やカフェインの強い飲料などを多飲する人が多いため。

また、患者さんは肥満している割合が高く、病気を起こしやすい人は「睡眠時無呼吸症候群」を起こしやすい人と重なり、ともに就寝時に症状が出やすいので気をつけなければいけません。「睡眠時無呼吸症候群」は就寝中に呼吸が一時的に止まり、それを繰り返す病気で、突然死を招くこともあります。肥満や低舌位（舌の位置が下がること）による気道が閉塞するタイプが多く、男性に多いとされています。

「咽喉頭酸逆流症」の症状があるときはまず耳鼻咽喉科を受診しましょう。プロトンポンプ阻害剤という薬が開発され、多くのケースではその服用で治せます。必要に応じて消化器内科や外科が紹介される場合もあります。

また再発しないよう、生活上でいくつか注意が必要です。主治医や言語聴覚士（ST）などから指導を受けて、実行しましょう。第5章でご紹介する「食べ方」なども参考にしてください。

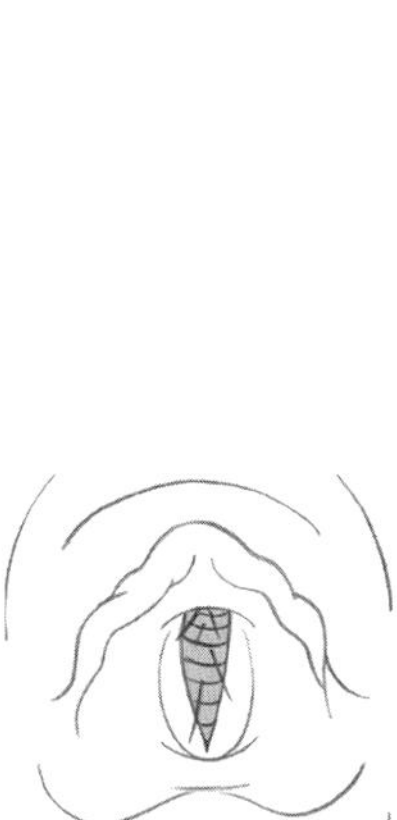

声が出なくなるのどの病気と病のサインが声に現れる病気

治療が必要な声の障害を専門的には「**音声障害**」といいます。

「音声障害」とは、ご本人が「今まで通りの声が出ない」と感じたすべての場合を指します。またニーズに合う声が出せなくなった場合や、声を出すときに痛みなど不快な症状が伴う場合も「音声障害」です。

つまり声の異変に気づいたら、風邪など一過性の明らかな原因がない場合は、専門医の診察を受け、「音声障害」の背景に病気が隠れていないか、たしかめるのが賢明です。急な変化を「疲労」「老化」などと自己診断してはいけません。

経年変化である場合も、声が出ないことによって生活上、何か困りごとがあれば受診し、原因を明らかにして治療やリハビリをしましょう。

これら「音声障害」の多くは、声帯の変化によるもので、正常に振動しないことが原因です。診察では問診のほか、専門的な声の検査で声の強さ、声筋の状態、息の使い方、声の高さなどを調べ、原因を特定し、患者さんと相談しながら治療やリハビリの方法を決めます（五九頁、コラム「知っておくと役に立つ医療のこと」参照）。

ここでは「音声障害」を引き起こす、身近な「のどの病気」について、簡単にご紹介しておきます。

【喉頭炎《こうとうえん》】

声帯粘膜の炎症で、誰にでもよく起こる症状です。急性の場合は、風邪を招くウイルスや空気の乾燥、寒さ、疲労、暴飲暴食、鼻や口の中の炎症など、全身や喉頭の抵抗力を低下させるさまざまな要因が引き金になって起こります。

急性喉頭炎をくり返すことや、鼻や歯の炎症など慢性の刺激、糖尿病、消化器疾患、貧血など全身の病気から慢性化する場合もあります。

【声帯結節《せいたいけっせつ》】

声を使い過ぎてしまったときに多く見られる症状で、声帯の前三分の一がくり返し

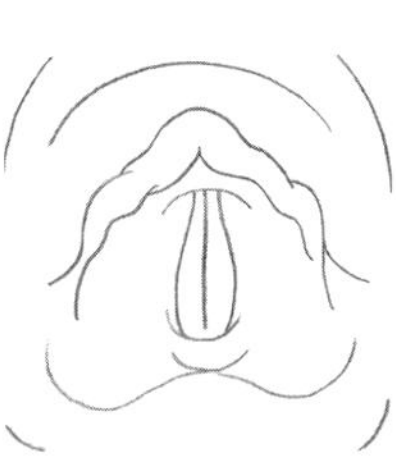

ぶつかり合うことで肥厚が生じること。指に「ペンだこ」ができるのと似た状態です。変声期を迎える前の男児や、職業的に声を使う若い女性に多いとされます。

【声帯ポリープ】

声帯粘膜の内側の微細な血管から出血し、その部分が球状に膨らむ状態です。できてすぐは血豆のような状態ですが、時間が経つと肉芽のようになります。声を使いすぎること、喫煙習慣などから起こりやすい病気です。

【声帯溝症《せいたいみぞしょう》】

声帯の内側に溝ができてしまう症状で、原因はよくわかっていませんが、後天的にできる場合は高齢者に多く見られます。

【ポリープ様声帯（ラインケ浮腫《ふしゅ》）】

声帯全体が浮腫状、またはポリープ状に膨張してしまう症状です。声帯粘膜の血液循環障害が原因とされ、喫煙者に多く、声の乱用も誘因となります。

一方、「声が出ない」ことがいのちに関わる大病のサインであることも多くあります。**大動脈瘤**がその代表的な病気で、全体の約二割が「声が出ない」ことから病気が見つかっています。

それは、大動脈瘤ができやすい場所というのが、声帯の運動を司る「反回《はんかい》神経」の通路と近く、大動脈瘤ができると反回神経が圧迫され、声帯が麻痺することが少なくないからです。

こうした病気が原因の反回神経の障害による声帯麻痺は、肺がんなど「肺」「食道」「甲状腺」の病気、「脳」の病気、そして、それらの病気の術後にも起こることがあります。一般的な健康診断ではわかりにくい症状なので、異変を感じたらすぐに耳鼻咽喉科を受診して病気の有無をたしかめましょう。

できれば巻末に紹介するのどの専門医で、年に一度はのど（声）や耳（聞こえ）の健康診断を受けることが、病気の早期発見につながります。

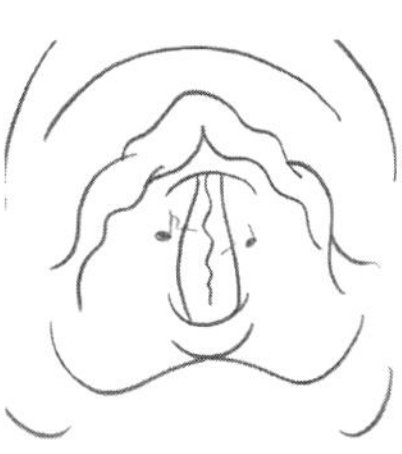

人の声の変せん
年代で変わっていく声の高さ

一般的に「声変わり」というと思春期の男性にだけ起こると思われがちですが、その変声期ほど顕著な変化でないものの、声は生涯を通じて男女とも何度かの節目に少し変わります。

まず赤ちゃんの〝うぶ声〟は、男の子も女の子も同じような声で、聞き分けるのは困難です。赤ちゃんの声は一様に高く（四〇〇～五〇〇ヘルツ）、それは声帯が短く、薄いためで、成長にしたがって声帯が伸び、五歳頃までに男女とも二〇〇～三〇〇ヘルツに低下します。

その後、男性は思春期に男性ホルモンの影響で喉ぼとけが出てきて、同時に声帯が長く、厚くなるため、急に声が低くなります。話し声の高さは一気に一〇〇～一五〇ヘルツとなり、声域の下限も下がります。

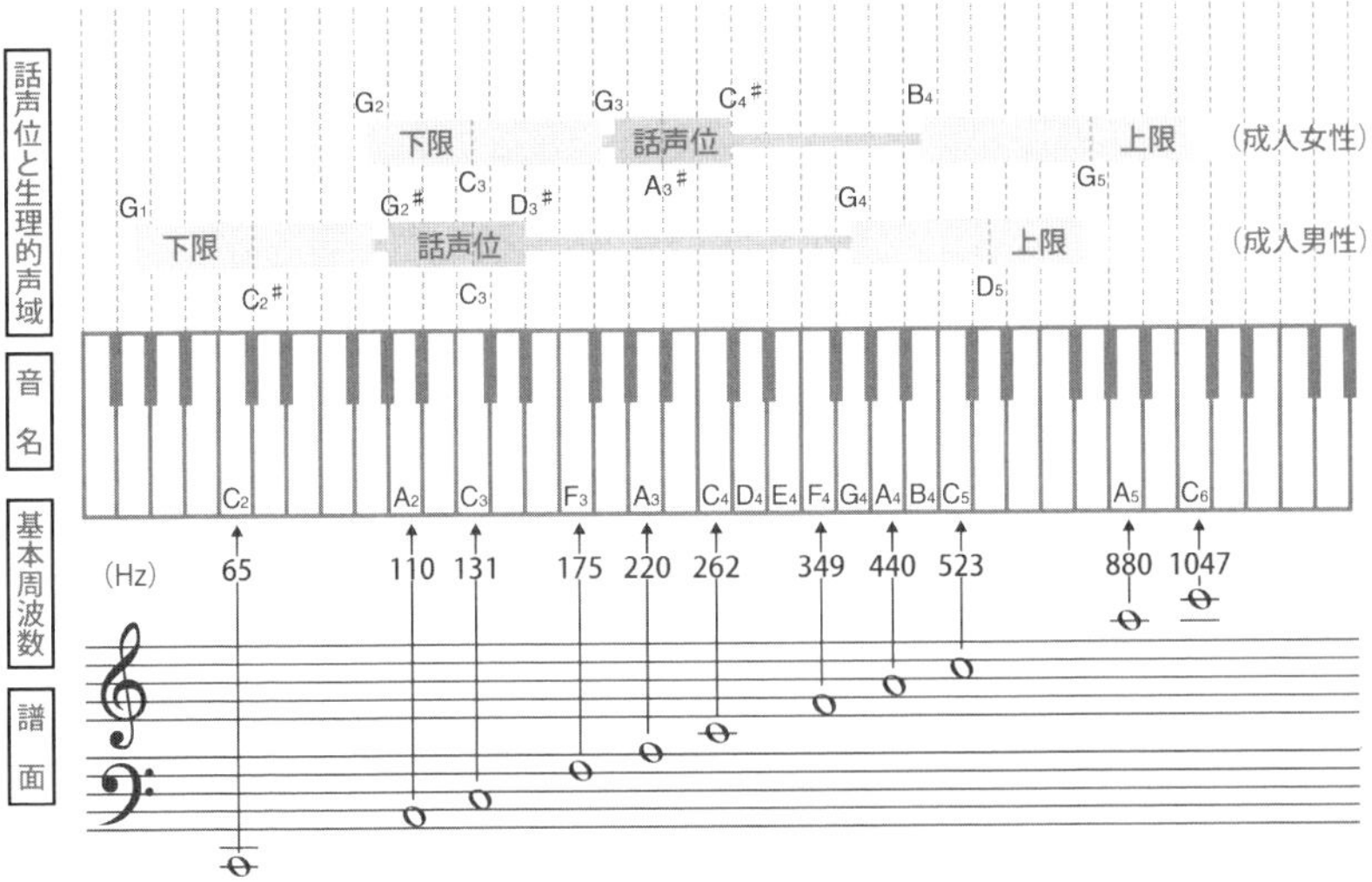

一方、女性は思春期前に声域の下限が少し下がる（声域が広がる）ほか、大きな変化はありません。

やがて中高年になると、男性は声帯の萎縮などの影響で声が少し高くなり、女性は閉経を迎えると女性ホルモン減少の影響で声が少し低くなる傾向があります。つまり人生の終盤では再び、声の男女差が自ずと縮まっていくというわけです。

図には、成人男女それぞれの話し声の生理的声域などを示しています。

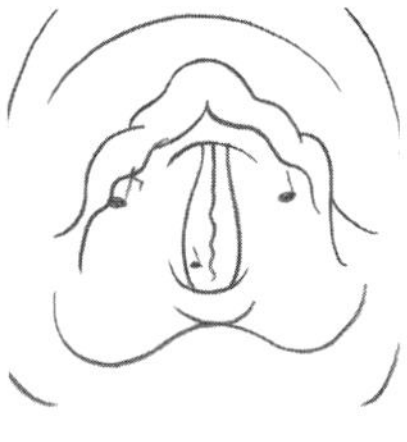

ちなみに、第4章で紹介している「の↗の↙発声法（Vocal Function Exercise）」を音声治療の中で行うときは、成人男性の場合はC3～F3の音程、成人女性と子どもの場合はC4～F4の音程で練習します。

音声治療での練習は、言語聴覚士（ST）が音程を確認しながら行うので、こうしたプログラム通りの練習が可能ですが、みなさんの日常の声筋トレーニングでこの音程を忠実に守るのは難しいかもしれません。音程は参考程度にして、こだわらず、楽しくトレーニングを続けてください。

第4章

「声筋」を鍛える3つのトレーニング

科学的に効果が認められている声の筋トレ

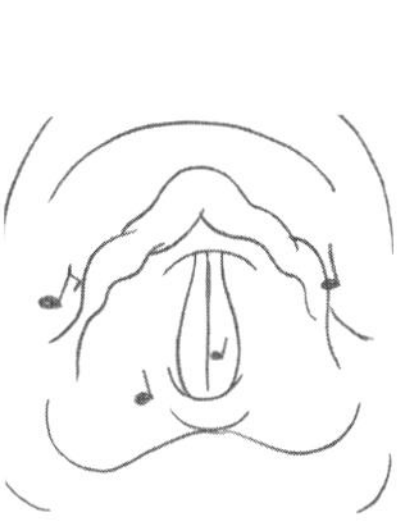

ズボラさんも続けられる手軽さ 隙間時間で「ツヤ声」をめざせ！

この章で紹介するトレーニング法は、暮らしの中でみなさんが続けやすい手軽なものですが、どれも音声治療の現場にも採用されている、エビデンス（科学的根拠）のある方法です。

最初にご紹介する「**の↗の↙発声法**」は、専門的には「発声機能訓練（Vocal Function Exercise）」と呼ばれ、声を出すときの「呼吸」「発声」「共鳴」の総合的な調整能力をアップして音声を改善する「包括的音声療法」で用いられる方法です。

声筋全体をバランスよく鍛えられるので、声に問題がない方も、「の↗の↙発声法」を続けるとさらに望ましいツヤ声になり、フケ声予防にもなります。

もう少し頑張れる方は、ストローを一本用意して、その次にご紹介する「**チューブ**

発声法（**Semi-Occluded Vocal Tract**）」に進みましょう。こちらは口腔内の圧を高めて腹圧をかけ、声帯の緊張をゆるめるものです。このトレーニングも、「鼻咽腔閉鎖機能不全」（声を出すとき口の中に空気を保つことができず鼻にもれる。声が聞き取りづらくなる）などの治療で用いられ、効果が確認されているものです。

また、フケ声を改善したい方は、入浴時などにぜひ「**イエィ！ プッシング法**」を試してみてください。腕に力を入れるタイミングで発声することで、声帯が閉じる力を強化できます。

そしてトレーニングの効果を高める声帯のストレッチとして、「**ニャーオ法**」と「**ハミング**」「**チューイング法**」を紹介しますので、トレーニングの前後や、家事や散歩の合間などに、気分転換を兼ねてやりましょう。

なお、ツヤ声を出すためのベースとして、首、肩、肩甲骨周辺の筋肉の緊張をゆるめ、筋肉がしなやかに柔軟であること、なおかつラクによい姿勢が保てることも大切

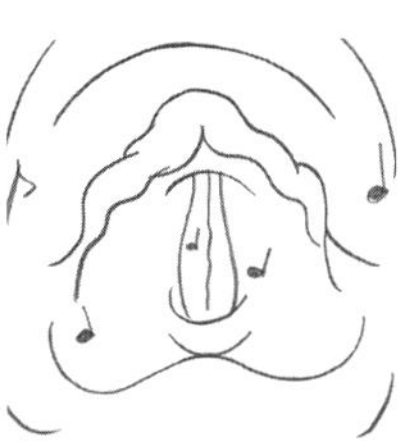

です。

首、肩、肩甲骨周辺の筋肉が緊張し、こわばっていると、のびやかな声は出せません。慢性的に肩こりがある方などは、ぜひ「固い鎧を脱ぐ」イメージでストレッチを習慣にしましょう。

トレーニング前後に行うとよい「**ツヤ声ストレッチ**」を紹介しますが、首、肩、肩甲骨周辺のストレッチは別の馴染みの方法で行うのもよく、ラジオ体操なども全身の筋肉をほぐす運動になります。

一〇九頁で紹介する「**ツヤ声姿勢**」は意識的に心がけていただきたい基本姿勢です。「わるい例」としてあげたような姿勢が習慣になっていると、声だけでなく、全身に悪影響を及ぼします。

たとえば「わるい例」の座位で食事をとると3章で紹介した「咽喉頭酸逆流症」を起こしやすいですし、いつもこうした姿勢でいると腹部に脂肪がついた〝ぽっこりお腹〟になりやすく、メタボリックシンドロームの危険が高まります。そして、見た目に実年齢より老けて見えやすいということもいえるでしょう。

気づいたときに「よい例」で示す「ツヤ声姿勢」に戻し、よい姿勢でいることがラクであるようになりましょう。

声筋全体をバランスよく鍛える の↗の↙発声法

道具も何も使わないトレーニング法なので、いつでも、どこでもできます！
図11の通り、口を「逆メガフォン型」になるようにイメージしながら行いましょう。

【の↗の↙発声法のやり方と注意点】

①「のー」を低音から高音まで、鼻に抜けるように発声する。
②「のー」を高音から徐々に低くしていく。
＊一〇回を一セットとし、一日三セットを二〜三時間以上、間隔をあけて行う（慣れるまでは一日一セットでも、二セットでもOKです。無理しないで、続けましょう）。

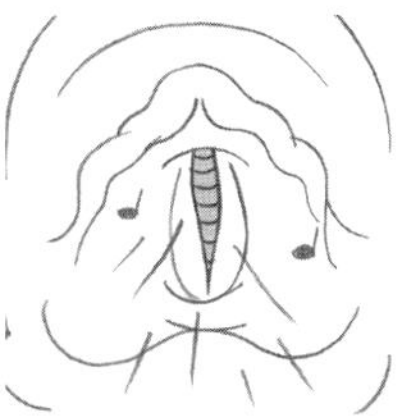

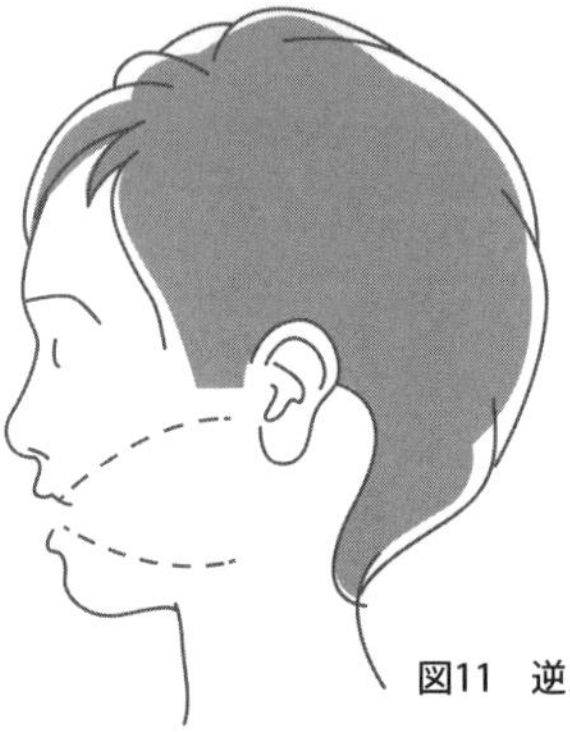

図11　逆メガフォン型のイメージ

＊途中で音声が途切れないように注意を。とくに「地声」と「裏声」の変換点では意識を！　最高音では音声が出ないことがあっても、内筋（声帯）は伸びているので、そのまま続けます。

＊肺活量をアップする訓練ではないので、発声している時間を意識的に延ばさず行いましょう。声筋の筋力がアップしていくにつれ、発声時間は自然に長くなっていきます。

口は小さくすぼめ、声が共鳴する部分を開くことをイメージしましょう。

声帯の緊張をゆるめるチューブ発声法

これは声に心地よい響きがでてくるトレーニングで、ツヤ声をめざす方には二週間（ちょっと大変ですが）、ぜひ続けていただきたい発声法です。

あるテレビ番組で行った実験で、声に悩みがある三人の年代の異なる女性に二週間、このトレーニングを続けてもらったところ、全員が以前より長く声が出せるようになり、出せる声の幅が広がったことが科学的に証明できました。

二週間続けた後は、三〜四か月に一度、「トレーニング週間」をもち続けると、ツヤ声キープに有効です！

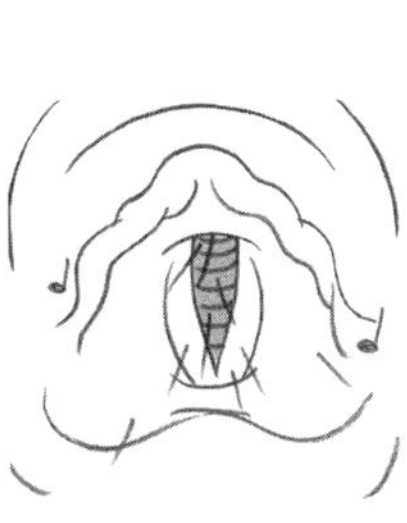

【チューブ発声法のやり方と注意点】

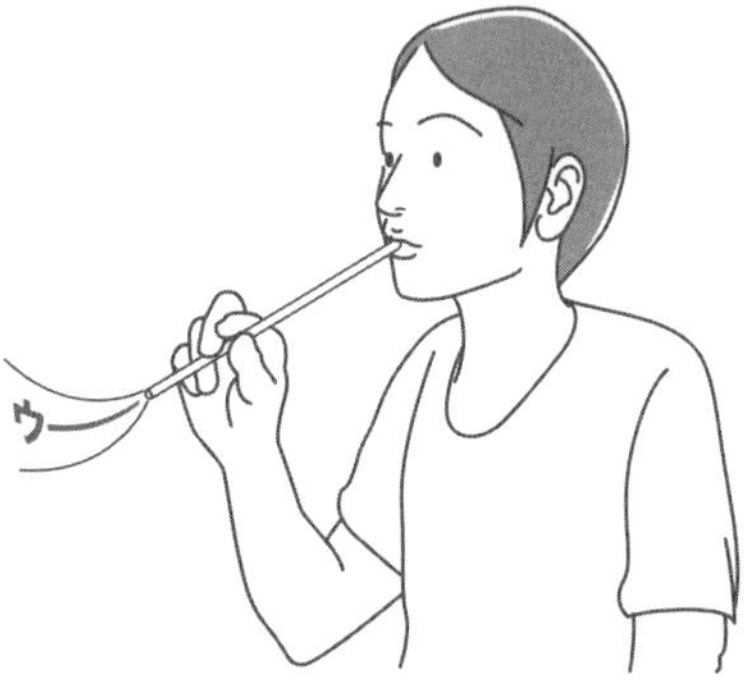

図12　チューブ発声法

・用意するもの

ストロー一本

①ストローをくわえ、「うー」と五秒間以上、発声する。

②①ができたら、ストローをくわえ、「の↗の↙発声法」の要領で、「うー」を低音から高音まで、鼻に抜けるように発声し、続けて高音から徐々に低くしていく。

＊ストローは軽くくわえ、噛まないように注意を！

＊①ができるようになるまでは、①だけをくり返し練習しましょう。

＊②を一日五〇回、二週間続けましょう。くり返し続けることがとても大切なトレーニングです。

＊ストローは細ければ細いほど効果があるとされていますが、細くなるほど難しいです。最初は太いストローから始めて感覚をつかんでみてください。

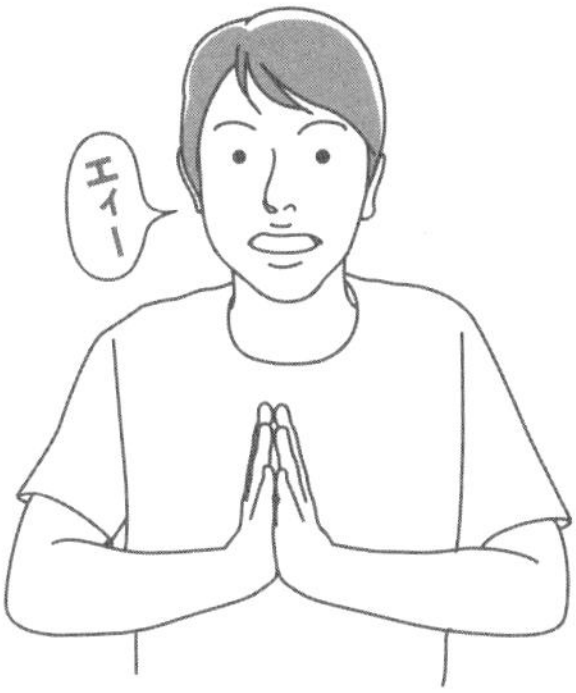

〝フケ声〟改善にお風呂で イエィ！ プッシング法

このトレーニングは、いざというとき、必要な声がしっかり出せる〝瞬発力〟を鍛えます。声筋の緊張を高めるので、一度に長時間やるのではなく、短い時間で、頻回（五回ほど）行うのが効果的です。

のどが十分にうるおっている状態で行いたいので、

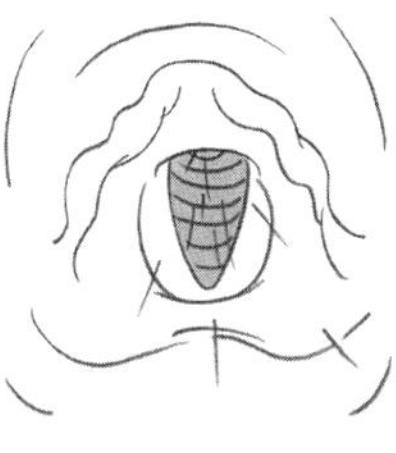

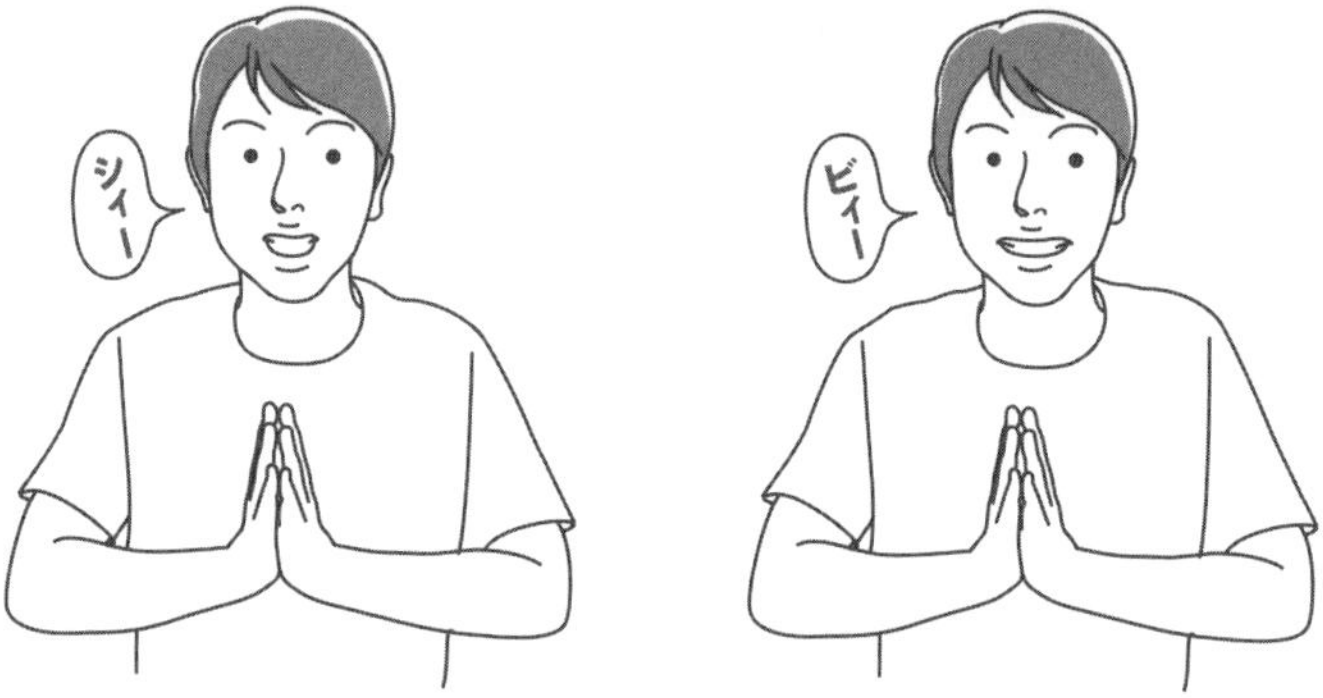

図13　イエィ！　プッシング法

加湿状態にある入浴時にトレーニングすることをおすすめします。入浴時以外に行うときは、トレーニング前後に水分補給をし、一度のトレーニングの上限は五回までとして、次回まで最低二〜三時間は空けましょう。

【イエィ！　プッシング法のやり方と注意点】

①図13のように胸の前で手を合わせ、両手を押し合うタイミングで「A《エィー》」と発声する。
②続けて、同様に両手を押し合うタイミングで「B《ビィー》」と発声する。
③さらに両手を押し合うタイミングで「C《シィー》」と発声する。
＊①〜③を五回くり返します。

＊「A、B、C」の発声は、力を出しやすい音「い」と「え」を含む発声です。
＊血圧が高いなど循環器疾患がある方は、主治医と相談して行ってください。

声帯リラックス&リフレッシュ三つの声帯ストレッチ法

ここで紹介する三つの声帯ストレッチ法は、人と話す、歌を歌うなど声筋をはたらかせる前・中・後に、ちょこちょこ挟むと声帯のリラックスを促し、リフレッシュさせます。

【ニャーオ法】

あくびは喉頭を開き、声帯の緊張をゆるめてくれます。

恥ずかしがらず、口を大きく開けて（指が縦に二本入るくらい）、舌を後ろに下げ、で

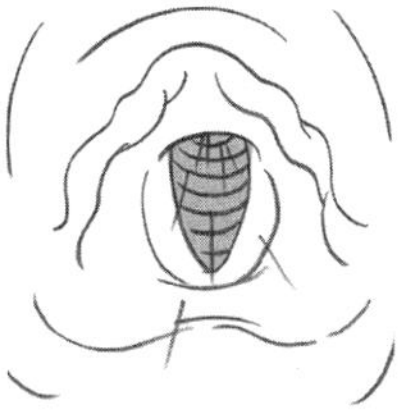

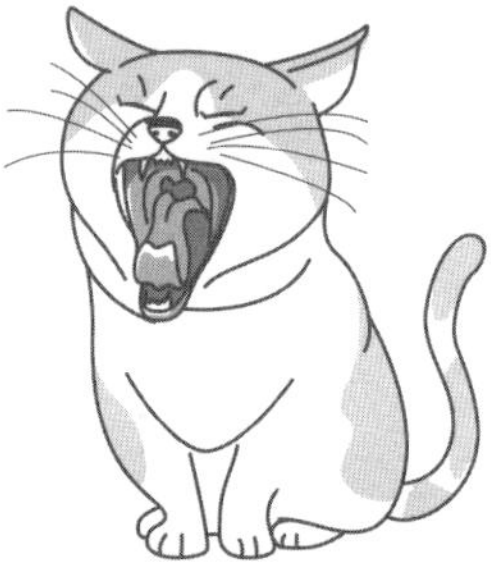

図14　お手本になる「猫のあくび」

きるだけ深く、長く吸気することが大切。ニャーオ法のお手本はもちろん「猫のあくび」です。ぜひ一度、観察してみましょう。猫はしょっちゅう声帯ストレッチになる見事なあくびを見せてくれます。

【ハミング】

ハミングとは、口を閉じて、鼻（鼻梁）に軽く声を響かせる発声法で、いわゆる〝鼻歌〟を歌うことです。目の前の子どもに聞かせる程度の音量を意識しましょう。ハミングで歌う曲を、いつも同じ童謡などにしておくと、曲のどこで音が出ないか、息継ぎをしたかなどで、声のコンディションがわかります。

声が出にくいと感じたときは耳鼻咽喉科を受診するか、しばらく「声の安静」（一一九頁）を心がけ、無理のないトレーニングやケアで様子を見ましょう。

【チューイング法】

ガムを噛むと唾液が出てのどがうるおい、くちびるや舌、顎、喉頭の筋肉全体を適度に動かすので、声筋の緊張がゆるみます。

糖分が含まれると、水分を吸ってのどがベタつき、声筋の動きがわるくなることがあるので、ガムはシュガーレスタイプを選んでください。

ツヤ声ストレッチで声の柔軟性をアップ！

声筋がのびのびはたらき、ツヤ声を出すには、しなやかな身体を保つことも大切です。とくに首や肩、肩甲骨周囲がほぐれていないと、声も強張るので、気をつけましょう。紹介するストレッチを行うと、体がほぐれるに従って、精神的にもリフレッシュ感が出て、ツヤ声が出しやすくなります。

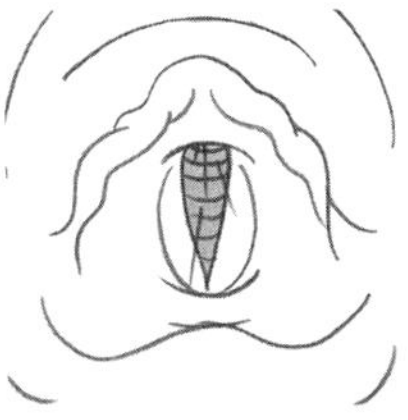

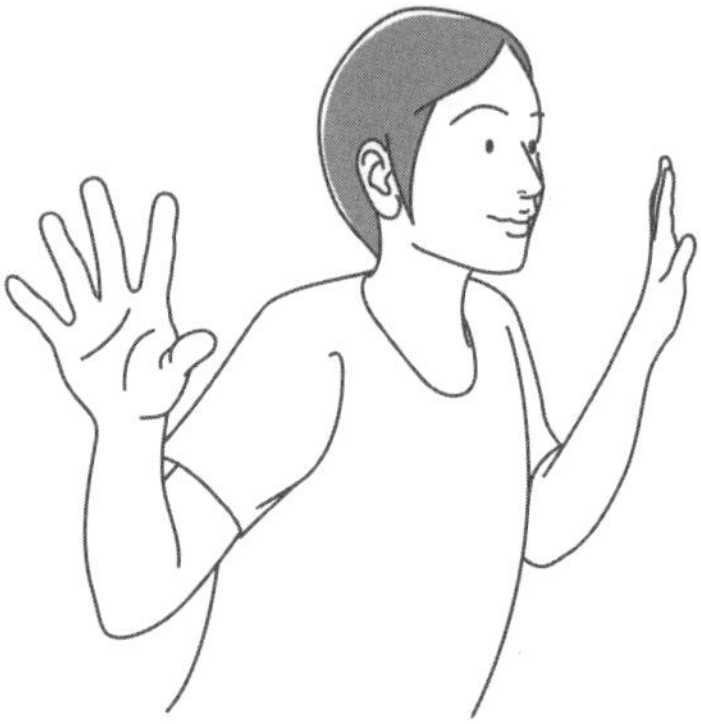
図15　胸を広げる

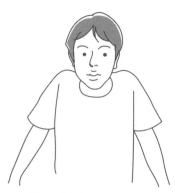

図16　上半身をゆるめる

1…胸を広げる（図15）

胸の前で手を合わせ、てのひらが正面を向くまで後ろに徐々に広げていき、胸郭を開きます。

2…上半身をゆるめる（図16）

両肩を耳につくくらい上げ、肩の力を一気に抜いてストンと落とします（二〜三回くり返す）。

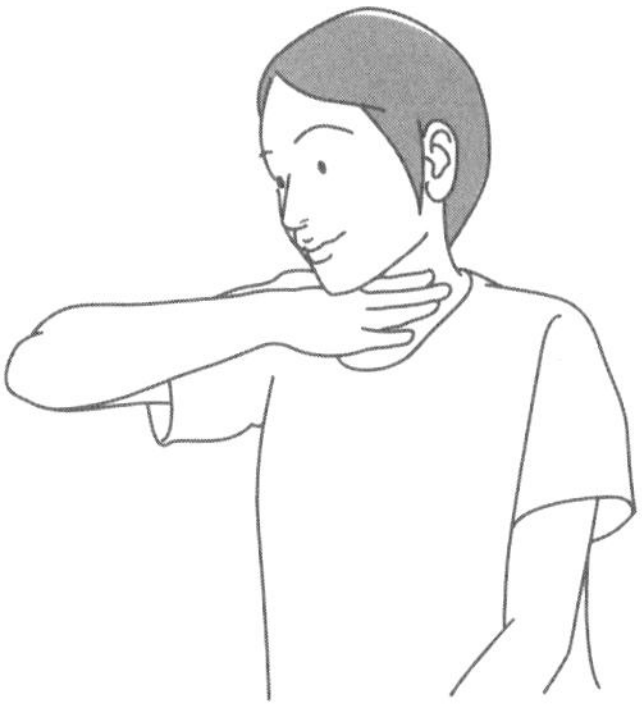

図17：首のストレッチ［a］

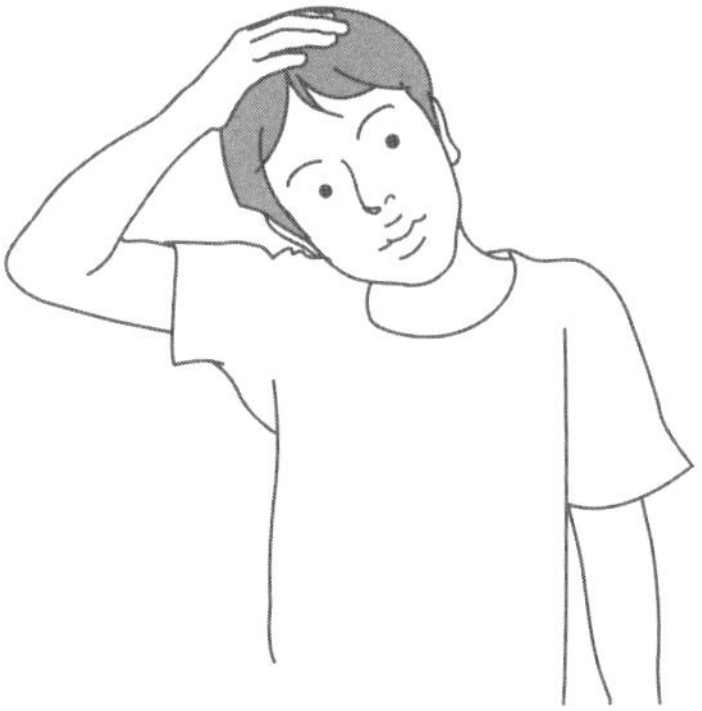

図18　首のストレッチ［b］

3…首のストレッチ

[a]（図17）

①顎の下にどちらかの手の人さし指、中指、薬指の三指をつけて入れます。

②首を前に倒し（顎を引き）、三指を胸につけます。

③（三指はそのままで）三指の上で顎を左右に動かします（二〜三回くり返す）。

[b]（図18）

図18のように片方の手で頭の上を持ち、手の側へ頭を倒して、反対側の首を伸ばします。持ち手を変えて逆も行います。

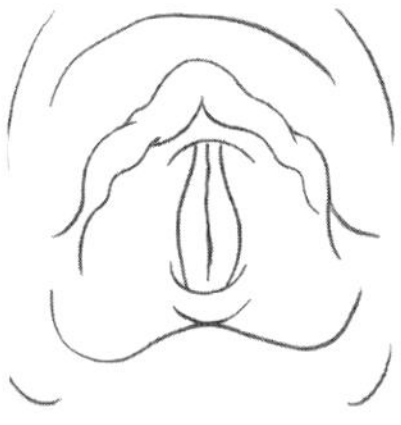

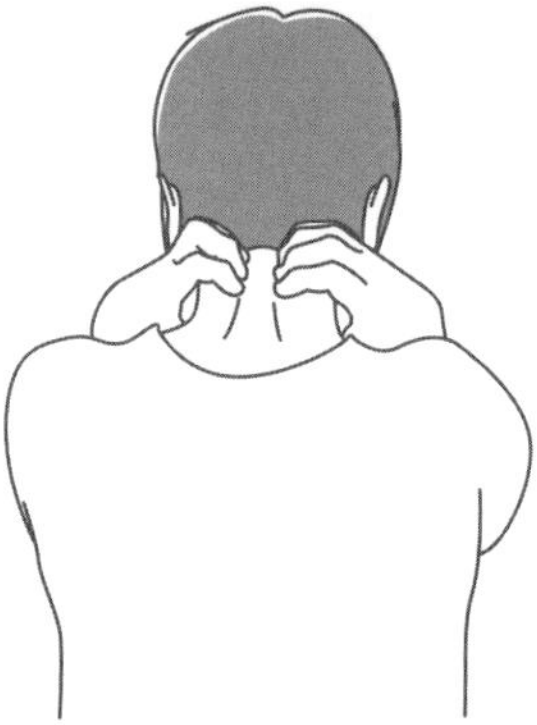

図19：首のストレッチ［c］

［c］（図19）

図19のように後ろ手で首をつかみ、付け根から肩にかけてもみほぐします。

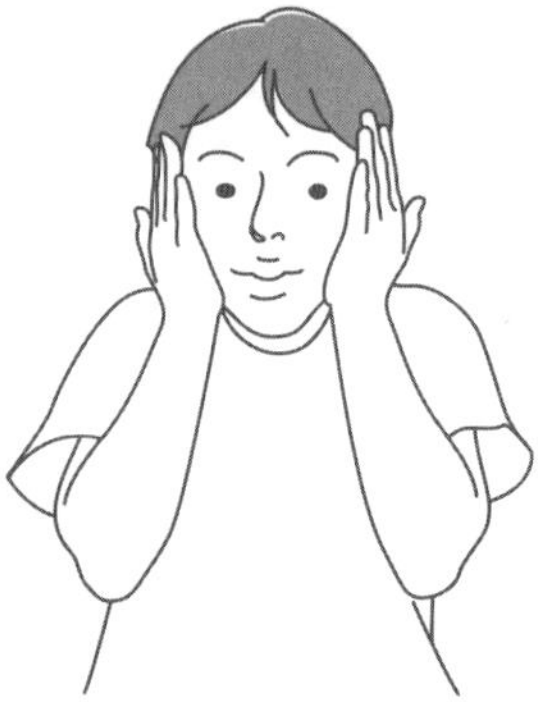

図20　顎ほぐし［a］

4…顎ほぐし

［a］（図20）

図20のように手のひらを頬骨に押し当て、ゆっくりと下顎にかけて下げていきます。顎の力を抜き、自然に口が開くようにして、このときため息をつくように「あー」とやさしく発声しましょう。

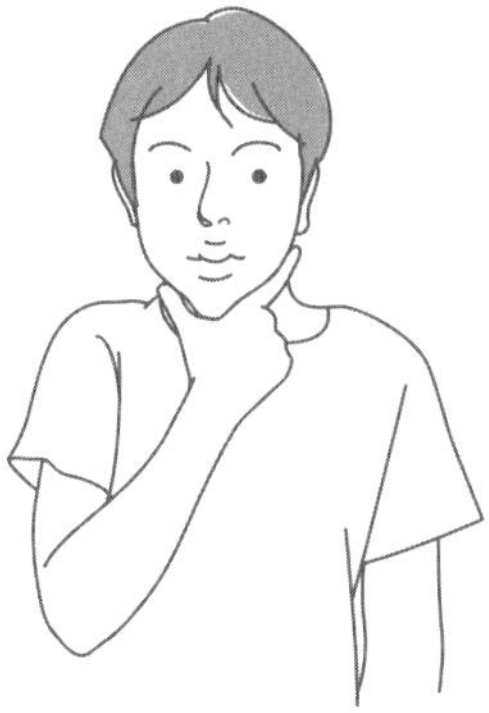

図21　顎ほぐし［b］

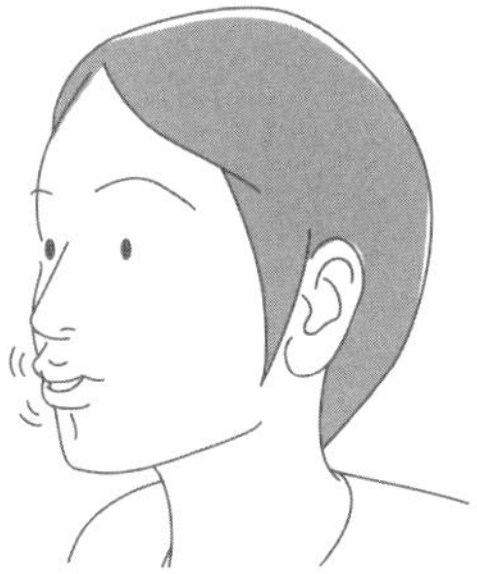

図22　くちびるほぐし

［b］（図21）

片方の手の親指と人差し指でVの字をつくり、下顎に当て、上下に動かします。下顎が動くよう、下顎の力を抜き、このときため息をつくように「あー」とやさしく発声しましょう。

5…くちびるほぐし（図22）

上下のくちびるを軽く閉じ、できるだけ速く振動させて音を出す「口唇《こうしん》トリル」ができる人は「口唇トリル」でくちびるをほぐします。難しい方は、やわらかく「ぱ」の無声音をくり返しましょう。

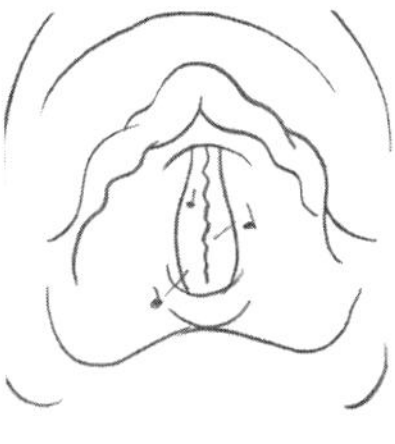

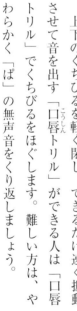

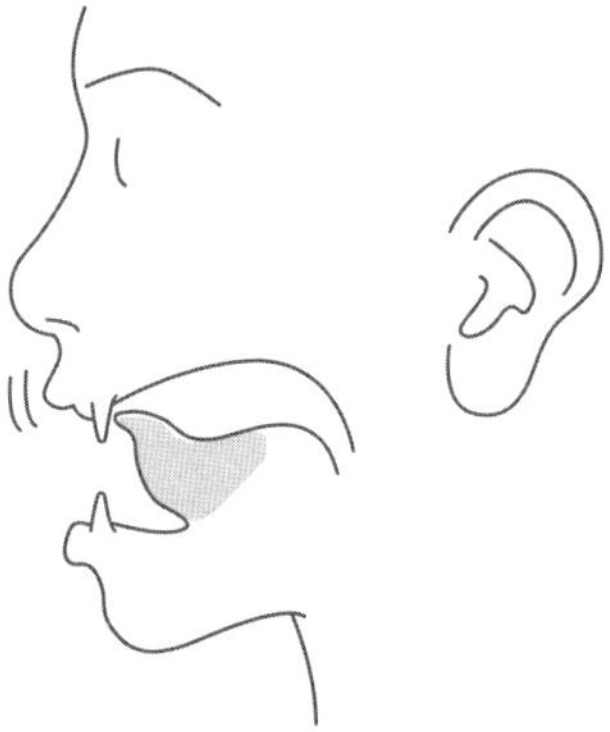

図23：舌のストレッチ［a］

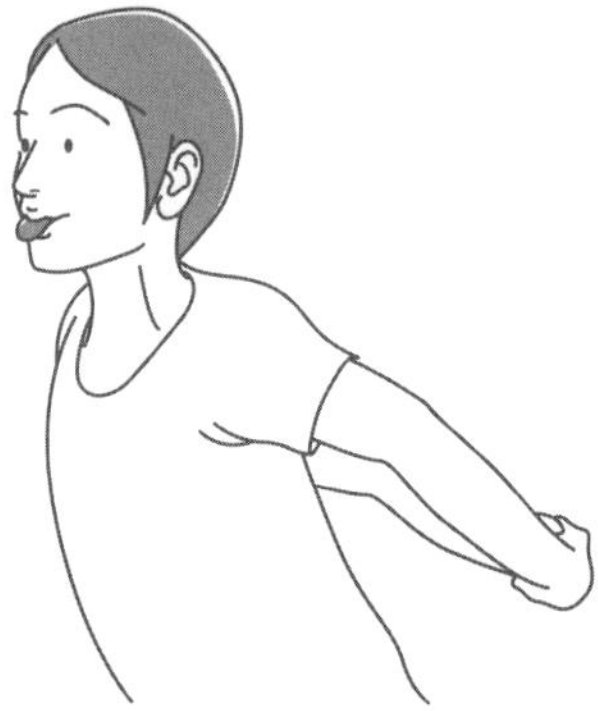

図24：舌のストレッチ［b］

6…舌のストレッチ

［a］（図23）

上前歯の後ろに軽く舌先をつけ、巻き舌で「r」音を出す「トリル」ができる人は、「トリル」で舌をほぐします。難しい方は、上前歯の後ろに舌先をつけたまま、力まず「ら」の音をくり返しましょう。

［b］（図24）

図24のように後ろ手を組み、腕をなるべく高く上げます。同時に口を開けて舌を出したり、引っ込めたりをくり返します。舌を出すときにため息をつくように「あー」とやさしく発声しましょう。

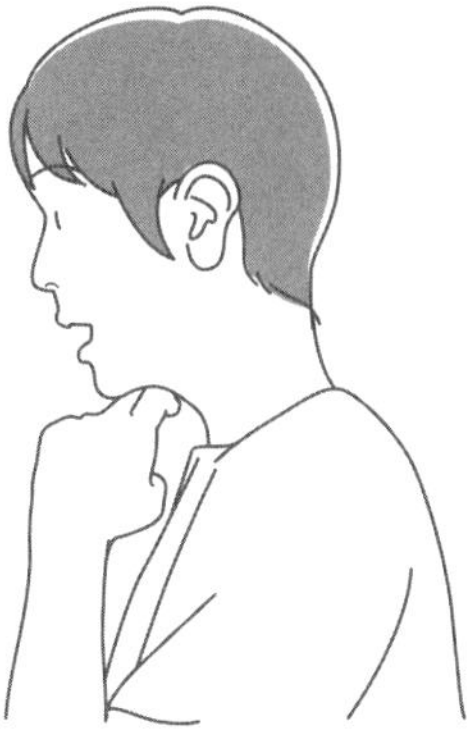

図25：舌のストレッチ［c］

［c］（図25）

どちらかの手で拳をつくり、下顎に当てます。ため息をつくように「あー」とやさしく発声しながら、拳で下顎を押し上げ、舌の緊張をゆるめます。

いい声はいい姿勢から ツヤ声姿勢を習慣に！

ポイントを意識して、普段からよい姿勢でいることが基本的な状態であるように努めましょう！　姿勢は、声に色ツヤをつける「声の共鳴」に大きく影響します。相手に響き、伝わる声を出すには、よい姿勢が欠かせません。そして姿勢が整うだけで全

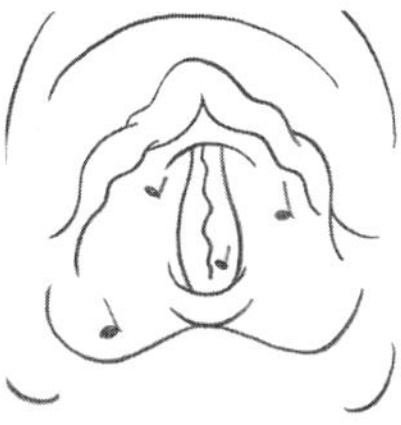

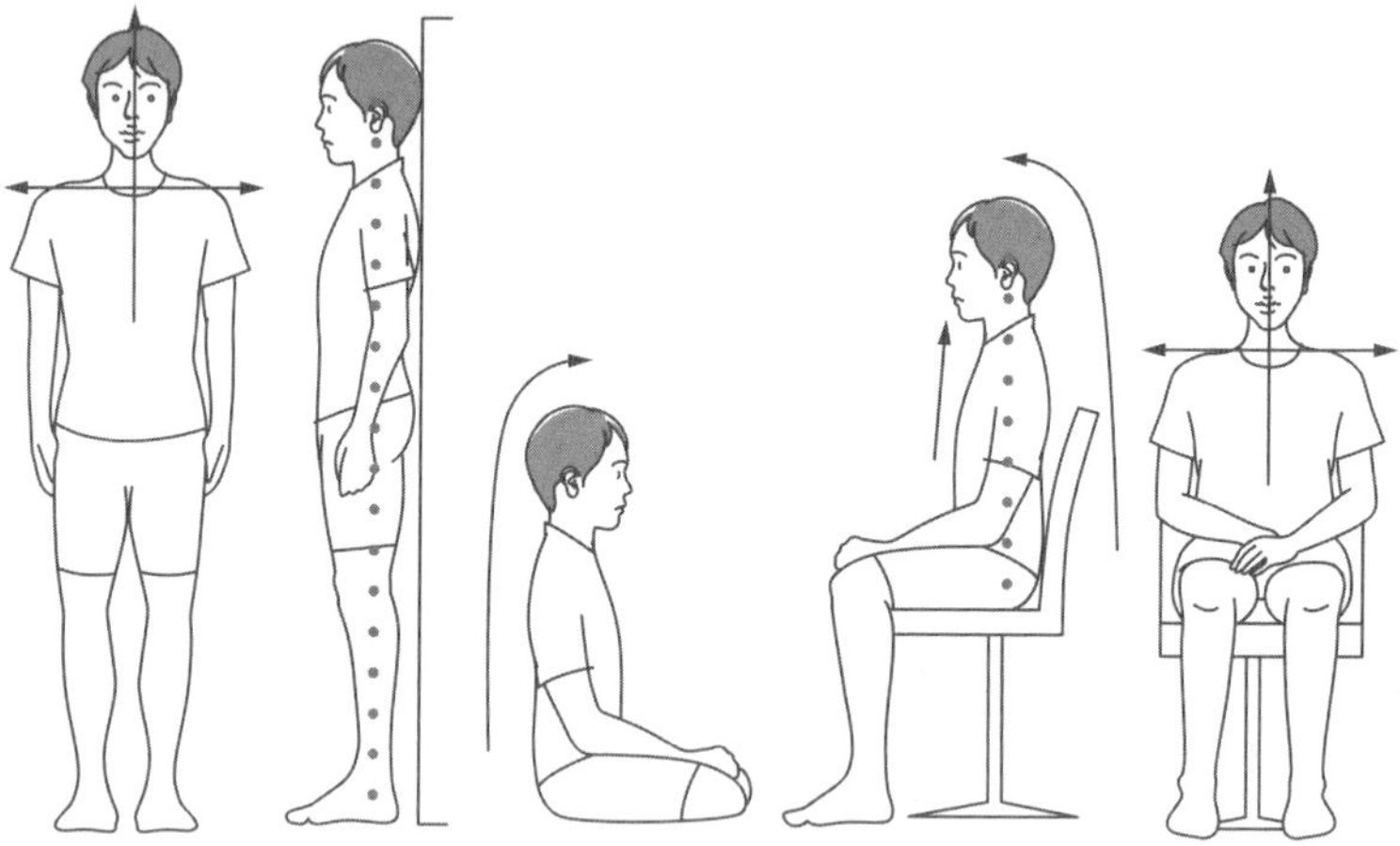

図26：よい例

身の健康づくりになります。逆に姿勢の崩れは万病のもとです。

【よい例】（図26）

正面から見たとき、立位でも、座位でも両肩の高さが左右均等で、体の正中線と垂直に交差します。側面から見たときには、耳と肩と踵《かかと》を結ぶ線が一直線になります。

座位では座面に坐骨（図27）で座り、耳と、坐骨を結ぶ線が一直線になり、背骨から首は自然なS字カーブを保ちます。顎や背は自然に上に引き上げられるようなイメージです。

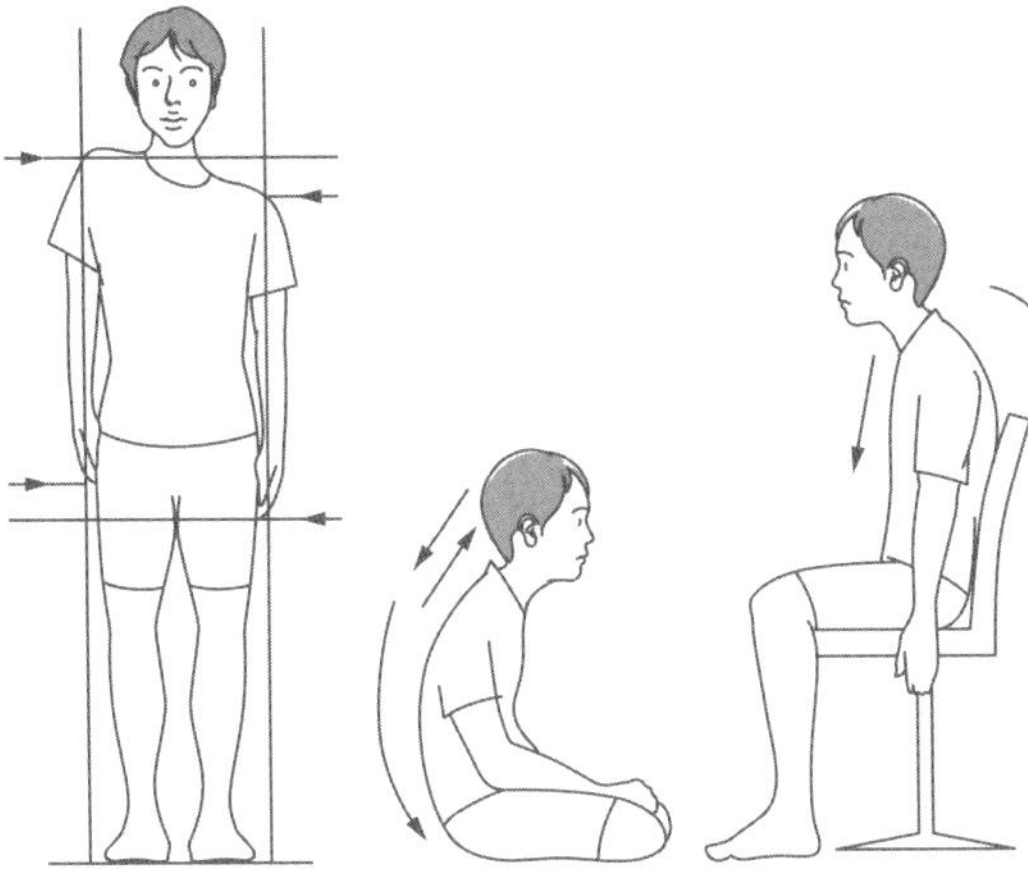

図28：わるい例

【わるい例】（図28）

立位を正面から見ると、両肩や骨盤、手の指先の高さが左右均等ではありません。

座位ではいわゆる猫背となり、座面に坐骨ではなく尻がつき、顎は前に落ちています。

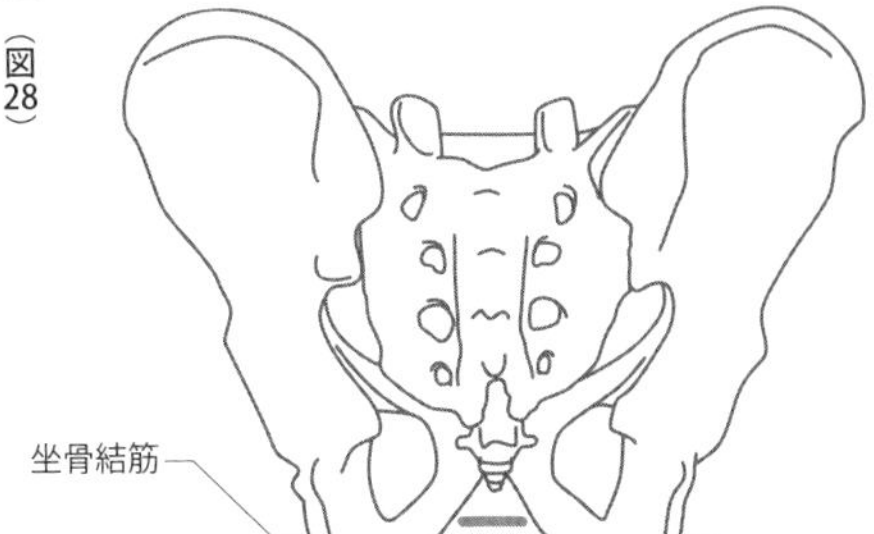

図27：坐骨

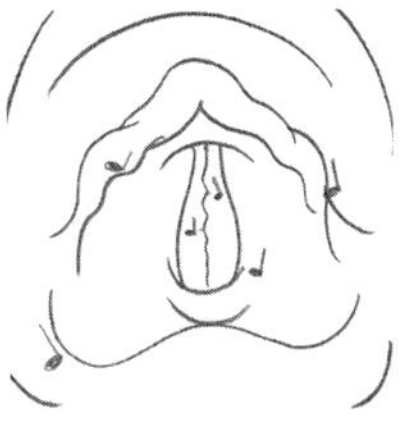

ツヤ声さんが習慣にする のどを守るローテク

のどのうるおい、そして健康を保つために習慣にしていただきたいのがうがいです。風邪やインフルエンザが流行する季節だけでなく、外出先から帰ったときに限らず、きれいな水でこまめにうがいをしましょう。うがいのステップは次の通りです。

①水を口に含み、ブクブクして吐き出す（ブクブクうがい）
②水を口に含み、上を向いて、のどの奥でガラガラして吐き出す（ガラガラうがい）

高齢の方など②が難しい場合は、①だけでもＯＫです。

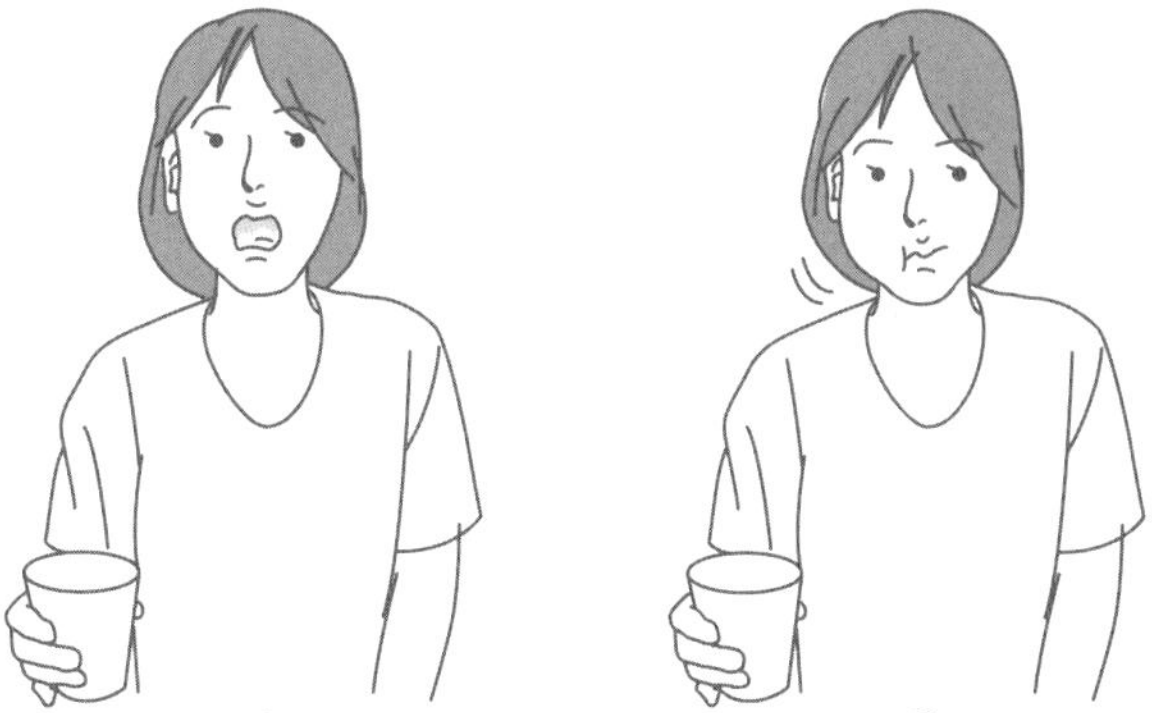

①　②

うがいの水は、きれいな水であればそのままでも十分ですが、ツヤ声ケアとしては粘膜を引き締める作用がある「塩」をひとつまみ加えるのがおすすめ。殺菌効果を高めたい場合は、出がらしのもので十分なので、緑茶や紅茶でうがいするとカテキンの殺菌作用が利用できます。

うがい薬は殺菌力が強いですが、声帯粘膜に対する刺激も強いので、殺菌が必要なときに用法用量を守って利用しましょう。

その他の薬局などで買えるのどケア用品（スプレーやのどあめなど）も、適応する症状があるときに用法用量を守って使うようにして、わからないことは店の薬剤師に相談して確認を。先にも述べた通り、糖分を多く含むものは、のど粘液をベタつかせ、声帯の動きをわるくするこ

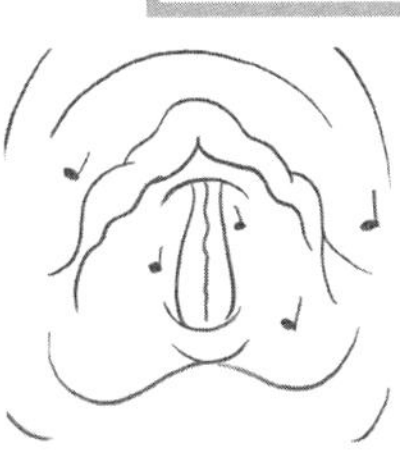

とがあるので、注意して選んでください。

一方、自然にのどをうるおす唾液は、口やのどが清潔なほどよく分泌されます。ですからうがいとともに、口腔ケアが大切。声のためにも日に最低三回以上の歯磨きは忘れずに。舌苔（舌の上につく汚れ）も細菌の温床になるので、ときどきは専用ブラシなどでお掃除しましょう。

そして唾液の分泌は自律神経の影響を受け、心身のストレスが強い緊張状態（自律神経のうち交感神経優位の状態）では分泌が減り、リラックスした状態（副交感神経優位の状態）で分泌が増えます。つまりストレスケアはうるおいケアでもあるので、毎日の対処で精神的ゆとりをもつことを習慣に！（一二四頁）

また中年以降に多いのが飲んでいる薬の副作用で口が渇くという症状です。消化器疾患や精神疾患、泌尿器疾患の治療など幅広く処方される抗コリン薬で五～三〇パーセントに出るとされる、大変多く見られる副作用ですが、概ね副作用は二～四週間目をピークとして軽減するとされています。

そして市販の風邪薬や乗り物酔い止め、花粉症などのアレルギー薬として広く使われている抗ヒスタミン薬も、抗コリン薬と同様の作用をもつので、同じ症状を起こすことがあります。いずれにせよ副作用がつらいとき、生活に支障をきたすときには主治医や薬剤師に相談し、薬の変更などを検討してもらいましょう。

このほかも薬を飲むときには副作用を確認しておき、口が渇いたら、いつも以上にのどのうるおいケアを心がけてください。

なお、唾液が出る場所（唾液腺）は耳下、顎下、舌下の三箇所あるので、唾液が出にくいときは耳の下から顎にかけて指圧するようにマッサージすると、分泌を促すことができます。

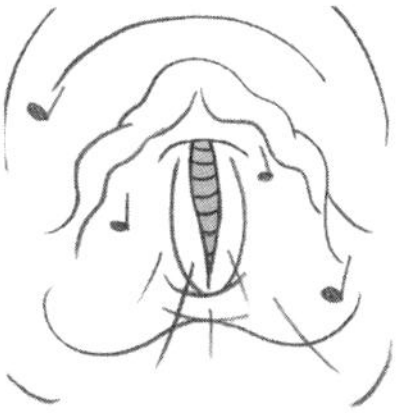

第5章 ツヤ声キープの新習慣

効果を高める生活術

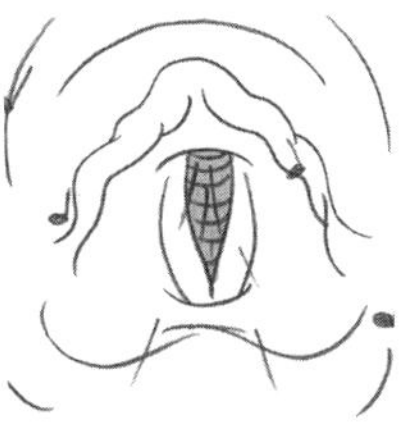

いい声の持ち主は絶対やらない!? 声にダメージを与えるNGまとめ

この章では、ツヤ声を保ち続けるため、そして声筋トレーニングを無駄にしないために、暮らしの中で気をつけたいことをまとめてお伝えします。

最初に、声に悪影響を及ぼすポイントを紹介します。

次の八つを頭の隅に置いておきましょう。仕事で声を使うプロはもとより、一般の方も、いい声の持ち主は自然にこうしたことに気をつけています。

もちろん、声によくないこととはいえ、生活の中ではしなければならないときがあるかもしれません。うっかりしてしまうこともあるでしょう。

それでも、「声筋に負担をかけた」とわかっていれば、なるべく早く、いつもより手厚いケアをして、声にダメージが出る前に回復できます。

声は、適度に使うことが大切で、使わないでいるとサビてしまうものです。しかし、使いすぎてしまったら一時的に「声の安静」を意識することが肝心です！

ちょっと気をつけるか、つけないか、その違いがツヤ声とフケ声の明暗を分け、健やかさに差がつきます。

1 長時間、話し続けること

三〇分を超えるおしゃべりは声筋に大きな負担をかけます。ただし、楽しいおしゃべりはコミュニケーションの要ですし、ストレス解消になるので、わるいことではありません。そこは工夫が必要で、続けてしゃべらず、無言で相づちを打って、こっそり声の安静の〝間〟をとりましょう。

聞き上手こそ、話し上手ともいわれます。ツヤ声をキープする聞き方のコツは、相手の目を見て聞き、微笑で相手を肯定し、大きくうなずくなど身振りで「聞いている感」を示すこと。

しっかり水分をとりながら、おしゃべりを楽しんだ後は、相手と別れてから大きく

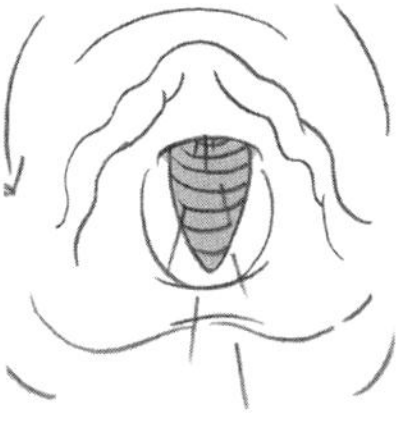

「ニャーオ法」（一〇一頁）で声筋をストレッチして、声を休ませる時間をもってください。いわずもがな、相手が話している目の前で「ニャーオ法」は厳禁。退屈しているように感じさせてしまうのでご注意を！

2 大声を出す、叫ぶこと

不要不急の大声や、絶叫はやめておきましょう。声帯の左右のひだが激しくぶつかり、度重なると、声を傷める原因になります。

二階にいて、階下の人に用があるときなど、つい大声で呼んで済ませたい気持ちはわかりますが、億劫がらずに降りて行くのが声のため、また足腰のためです。

話をするときは「手が届くくらいの距離」を意識して、習慣にしましょう。

大勢の人を集合させるなど、どうしても大きな音が必要なら、マイクやメガフォン、笛など鳴り物を利用して注意を集めて話しましょう。家の中では、スマートフォンの無料通話アプリなどを利用するのも大声予防の一手です。

また、騒音が激しい場所で話すと、自ずと騒音下でも伝わるよう特殊な声を出そうとしてしまうものです。商店街で生鮮食料品を売っている方など、喧騒の中で情報を伝えるために独特の声を出しているでしょう。なるべくならそうした環境下で話すことは避けたいもの。しかし、やむを得ない仕事もあります。そのような方はより一層、声筋のケアが必要だと自覚して、大事にしてください。

3　のどに力を入れて話すこと

瞬間的にのどに力を込め、発声して強い力を出すのは、「より強い力を出す」ためには有効ですが、そのとき声帯を強く閉じるので、声筋の負担はとても大きいものだと覚えておきましょう。

ですから、重い荷物をもったまま話す、運動時に声を出し続けるなどはほどほどに。スポーツをする趣味がある人は、練習や試合でプレーしながら声を出さざるを得ないと思いますので、体の筋トレと同様に九五頁で紹介した「の↗の↙発声法」を習慣にして、声筋も鍛えてください。

とくに、あえてのどに力を入れて出す「のど声」はわるい声の代表だと覚えておきましょう。スポーツ観戦や、ライブの声援などで耳にすることがありますが、声帯に

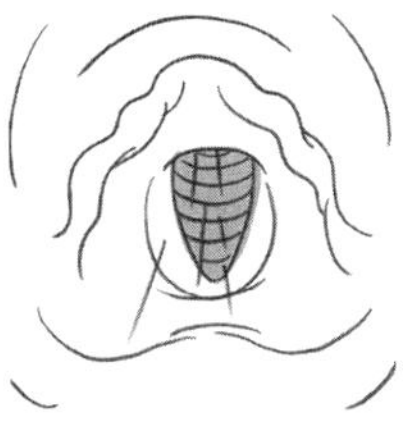

大きな負担をかけてしまうので、なるべく控えてください。

4　無理な声の高さで話す、笑う

過度に無理な音域の声で話したり、笑ったりするのはやめましょう。

声は心の鏡で、精神的に無理をしたり、気色ばんだり、焦ったりすると俗に「声が裏返る」などという通り、無理に高い声で話したり、笑ったりしがちです。

平常心を保ち、〝平常声〟を保つため、また声によってさらに心を落ち着かせるため、意識的にラクに、ゆっくり（ゆったり）話すといいでしょう。

話をしている相手にいいたいことがよく伝わるのも、そのような穏やかな声です。

ただし、「ささやき声」は息が多く乾燥するので、NGです。一〇三頁で紹介した「ツヤ声ストレッチ」で体をほぐした後に出る、やわらかい声を「平常声」としましょう。

5　習慣的に咳払いをすること

咳払いは百害あって一利なし。咳払いをするときに、実際にたんがからんでいることは少なく、咳払いによってたんが切れることもありません。すっきりしたような気がするとしても、それは気のせいです。

咳払いは声帯を強くこすり合わせるだけで、何もメリットがない行為ですから、習慣になってしまっている方はぜひこの機会に意識的に改めましょう。

咳払いがしたくなったら、〝ごくん〟と嚥下反射を起こして唾液を飲むか、水を飲んでいがらっぽさを解消してください。そして一三三頁を参考に鼻呼吸を徹底し、一三一頁の通りのどの保湿を心がけ、咳払いしたくならない状態をつくりましょう。

6 汚い空気、乾いた空気の環境で過ごすこと

吸った空気を吐いて〝音〟に変換するのが声を出すということ。ですからハウスダストなどで汚れている空気は声帯粘膜に悪影響を及ぼし、声を傷めます。

ハウスダストとは、衣類などの繊維クズ、ダニの死がい・フン、ペットの毛、花粉、タバコの煙、カビ、細菌、化学薬品などさまざまなものの総称です。

汚染された環境をなるべく避け、避けられない場合はマスク（一三一頁）をし、こ

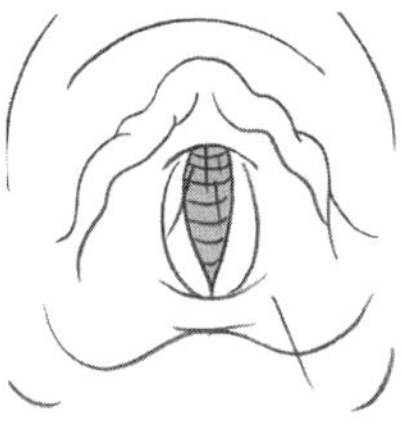

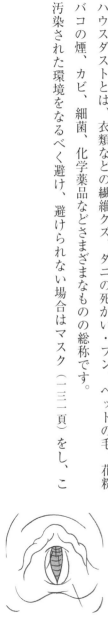

まめにうがいや換気をしましょう。長時間、過ごす場所の空気はとくにクリーンにしておくのが風邪予防にも欠かせません（乾燥しやすい空港やホテルでの過ごし方は後述します）。

そして声と全身の健康を大切に考えると、喫煙は吸う人、吸う人の身近にいる人のためにもご法度です。

乾燥した空気は、七七頁でも述べた通り「うるおいいのち」ののどの大敵。一三〇頁の通り、保湿のための加湿対策を万全に！

7　身体的・精神的ストレスが強い状態が続くこと

先ほども「声は心の鏡」とご紹介した通り、心身のストレスが強いと声も傷み、生気がなくなってしまいます。声帯は過労や寝不足、体調不良になると傷つきやすく、回復力も低いので、そのようなときはトレーニングも休み、ケアに集中しましょう。

ストレスが強いと、自律神経のうち緊張を促す交感神経が高まることから、唾液の分泌量が低下するので、いつも以上に水分補給（一二八頁）を心がけてください。

風邪のような一過性の病も、決して軽く見てはいけません。風邪は万病のもとという通り、全身の免疫力が弱っている証で、心身のストレスを増悪させるきっかけになることもあります。心と体は相関しているので、風邪もこじらせれば、心を弱らせ、心が弱れば、別の病を招くスキとなるのです。

風邪は声への影響も大きい。ほとんどの風邪はウイルスによるもので、鼻やのどから感染するうえ、咳をするなど諸症状によってさらにのどはダメージを受け、声を傷めます。風邪はうがい、手洗い、換気の徹底などで予防することが肝心ですが、ひいてしまったらこじらせないように安静第一。のどに症状があるときは、耳鼻咽喉科を受診しましょう。

そして、いうまでもなくあらゆる体調不良（身体的ストレス）は何にも増して精神的ストレスの種となるので、病気やけがを防ぎ、いのちの安全を大切にする生活を送ってください。

医師という仕事は、体調を崩してしまった方と出会う仕事で、ときには「なぜここまで無理を重ねてしまったのか」と残念に思うこともあるため、のどもいのちも大切

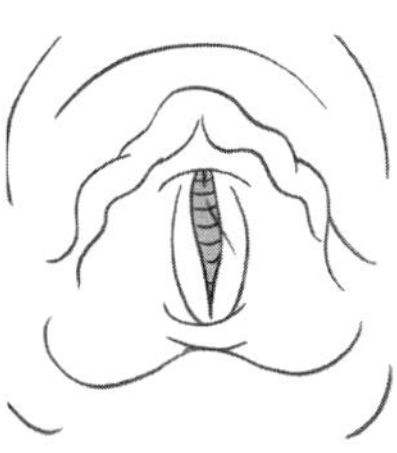

にしていただきたいという思いが強いのです。健康の価値は何にも代え難いことを、いわずにはおれません。

一方、生活の中で生じるその他の避けられないストレスについて、専門家の見解から対処を考えてみましょう。

杏林大学名誉教授・日本ブレインヘルス協会理事長の古賀良彦先生は、ブレインヘルス（脳の健康）の視点から「ストレスはよく『解消する』というものの、実際に解消は難しいものなので、日々『対処する』と考えるのがベター」と話し、対処法として、「Rest（休息：主に睡眠）」、「Relaxation（癒し：五感への穏やかな刺激）」、「Recreation（活性化：創り直し）」の「3つのR」の実践を推奨しています。

そして、「心地よいと感じる音楽を聴くことはRest & Relaxationになり、さらに自ら楽器を演奏したり、歌うなどして、能動的に音楽を楽しむことはRe-Create（Recreation）になり、ストレスによって生じた心身の歪みを、本来の状態に戻す対処となる」とも。

たとえば風呂に入り、心が安らぐ好きな童謡を一曲歌うわずかな時間が、ストレス

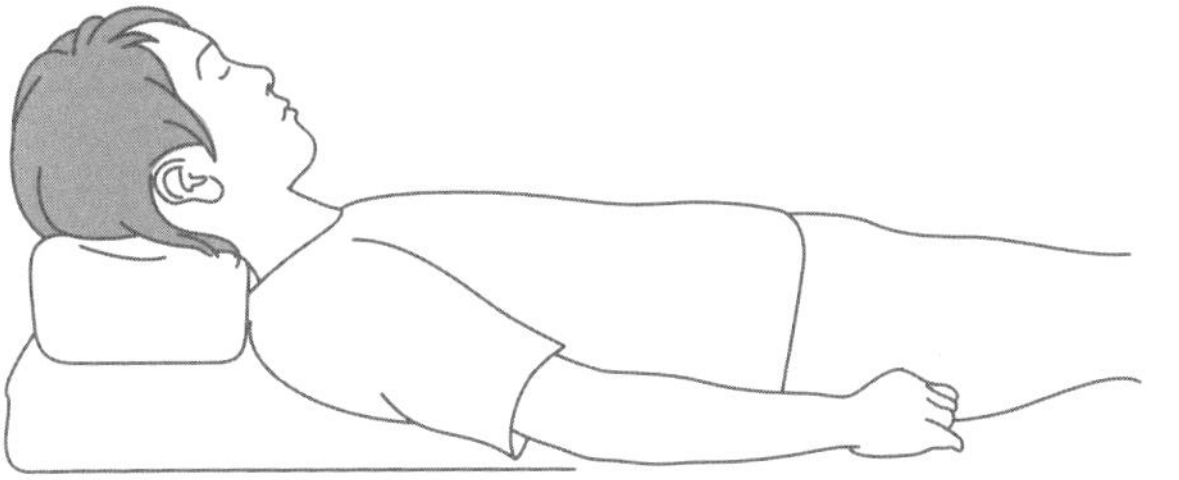

図29
高さ15センチ程度の枕が適切です

対処になるならうれしいですね。ぜひ、ストレス対処のひとつとして、心地よい音楽を楽しむ余裕をつくってみましょう。

8 胃酸が出やすい食事が続くこと

八一頁でも紹介した通り、胃酸が出やすい食事は咽喉頭酸逆流症を招きやすく、「のど焼け」を起こして声を傷めます。

とくに脂質が多い食事が胃酸の分泌量を増やすので、食べ方に気をつけましょう。食事をとるときはよい「ツヤ声姿勢」（一〇九頁）で。ツヤ声のために心がけたい食生活については、一三六頁からの「ツヤ声王子の食生活」を参考にしてください。

また、食べたものを消化してから就寝できるよう、寝る三時間以上前に夕食を済ませ、のどが胃より高

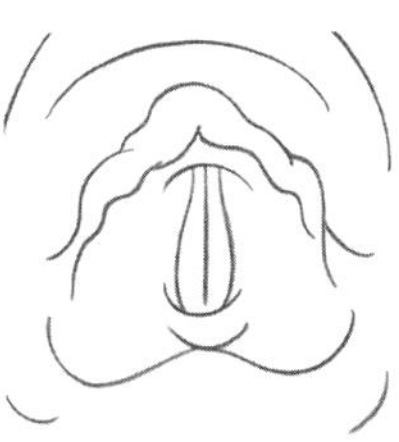

い位置を保って眠れるよう、適度な高さの枕をして寝ましょう。

声のツヤがみるみる変わる のど保湿の強い味方「ツヤ声ドリンク」

七七頁で紹介した通り、声帯に何より大切なのはうるおいです。しかし、私たちの生活環境は乾燥化していて、たとえば東京の冬の平均的な湿度は一〇パーセント台で、砂漠（平均湿度二〇～二五パーセント）よりずっと乾燥している状態です。

ツヤ声を守り、さらに磨くためには、環境変化の上をいく加湿対策が必要。その決め手として、**水分をとること**が基本です。**毎日、一・五リットルの水分補給**を欠かさないようにしましょう。

ただし、糖分やカフェインが多く含まれる飲み物はのどに負担になるので、水かほうじ茶、麦茶または次にご紹介するツヤ声ドリンクを飲んでください。

声を使う職業（歌手や声優）にも推奨している飲み物ですから、外出時などにも携帯することをお勧めします。

患者さんから「曲間にのどをうるおすステージドリンクは何がいいでしょうか?」など、質問されたときにお答えしているものです。これを持ち歩いて飲みましょう。

薬剤師に聞いたところ、水分は一度にたくさんとるより、こまめに補給するのがよく、ごくごく飲むと八割が尿になりますが、少量ずつとれば八割が体に残るとのことです。

【ツヤ声ドリンクのつくり方】

一から手づくりすることもできますし、市販の経口補水液やスポーツドリンクを水で割ってつくることもできます。

[手づくりするとき]

・用意するもの

水……一リットル

砂糖…二〇グラム

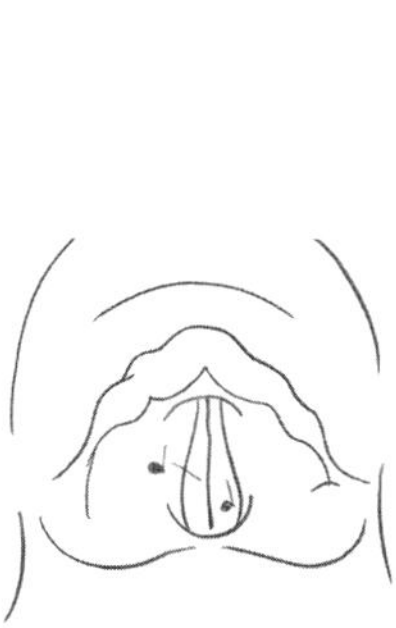

塩……一・五グラム

・つくり方

すべての材料をよくかき混ぜてください。

[市販の飲み物を利用するとき]

・用意するもの

経口補水液またはスポーツドリンク…一本

同量の水

・つくり方

経口補水液またはスポーツドリンクを同量の水で割ってください。

声のプロもやっている のどを守る保湿ワザ

基本の加湿対策は水分補給ですが、環境的に乾燥が厳しいので、同時にほかの手も打っておくのが賢明です。

とくにエアコンを使用しているとき、さらに飛行機やホテルといったひときわ空気が乾いている環境に長時間滞在する場合には次のような加湿対策をしましょう。

【マスクをつける】

自分自身の呼吸でのどをうるおすことができます。**手づくり濡れマスク**ならいっそう効果的。不織布のマスク二枚の間に、水で濡らし軽く絞ったガーゼをはさむだけで、加湿効果の高いマスクになります。ナチュラルなお気に入りのアロマを加えるのもよいでしょう。

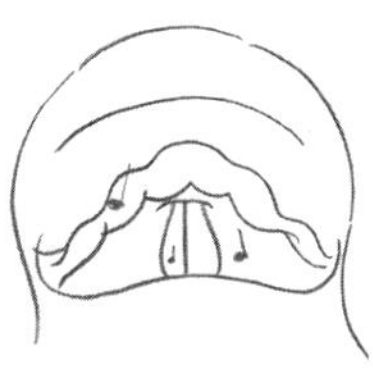

【加湿器を使う】

鼻が自然の加湿器の役目を果たしてくれる機能を備えていますが、さらにうるおいをアップするために、加湿器を利用しましょう。声と全身の健康のために適切な湿度は四〇〜六〇パーセントです。人間の身体は三分の二（六六パーセント）が水分。長く過ごす場所には湿度計を設置して、快適さをキープしましょう。

【のどスチームを利用する】

声をよく出した日など、のど（のど鼻）専用のスチーム吸入器などで加湿するのも一手です。声を使う職業の方の多くが、吸入器を携帯し、のどを守っています。最近はコンパクトな吸入器も多数発売されていて、値段もそう高価ではありません。

一般の方も声筋のトレーニング効果を最大限に高めるために、利用してみてはいかがでしょうか。風邪をひく回数が減って、かえって経済的かもしれません。

また、水分補給できない就寝時にのどが干からびてしまわないように、加湿器を利用して寝室の湿度を五〇パーセント以上に保ちましょう。睡眠が妨げられないなら、口にテープを貼って、口呼吸にならないように備えたいところです。

最近は、睡眠時に鼻呼吸をするために口に貼る専用のテープも販売されていますし、絆創膏で代用もできます。

テープに違和感がある方は、手づくり濡れマスクをして眠るのもＯＫです！

就寝前のひととき、濡れたおしぼりを鼻に当てるのもよいですが（リラックスするアロマを加えると芳香浴になります）、寝るときは外しておきましょう。

のどの保湿は決して呼吸を妨げない方法で、息苦しくならないように気をつけてください。

サヨナラ口呼吸！ 今日から「鼻呼吸＋腹式呼吸」

口呼吸はのどにわるいだけでなく、呼吸が浅くなりがちで、十分な酸素を取り込めないという問題もあります。今日からフレッシュな酸素をたっぷり吸うことができ、

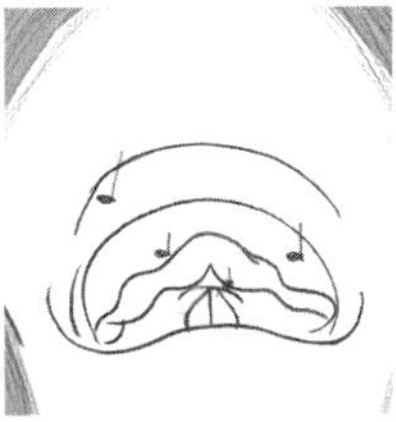

全身の健康づくりにつながる「**鼻呼吸＋腹式呼吸**」に改めましょう。

この呼吸では、体幹の横隔膜と腹横筋、多裂筋をしっかり使うので、ぽっこりお腹予防や姿勢改善にもなるのです。


前にも述べた通り、体を動かすとき、習慣になるまではどこの筋肉を使うか意識したほうが効果的なので、図30で横隔膜と腹横筋、多裂筋の位置を確認しましょう。

体幹のイメージができたら、鼻から息を吸い、体幹の中にたっぷり酸素を取り込んで、ゆっくり鼻または口から息を吐きます。

息を吐くとき、体幹の力を一気に抜かず、徐々にゆるめていくイメージで、吐いてください。

リラックスして、深い呼吸をする気持ちよさを体で覚えましょう。口呼吸が習慣になってしまっている方も、ふと気づいたときに意識的に「鼻呼吸＋腹式呼吸」をして徐々に慣れ、お腹を使う鼻呼吸に切り換えていきましょう。

【横隔膜】 肺の下にあり、ドーム型の屋根のように体幹の上部を覆っています。腹式

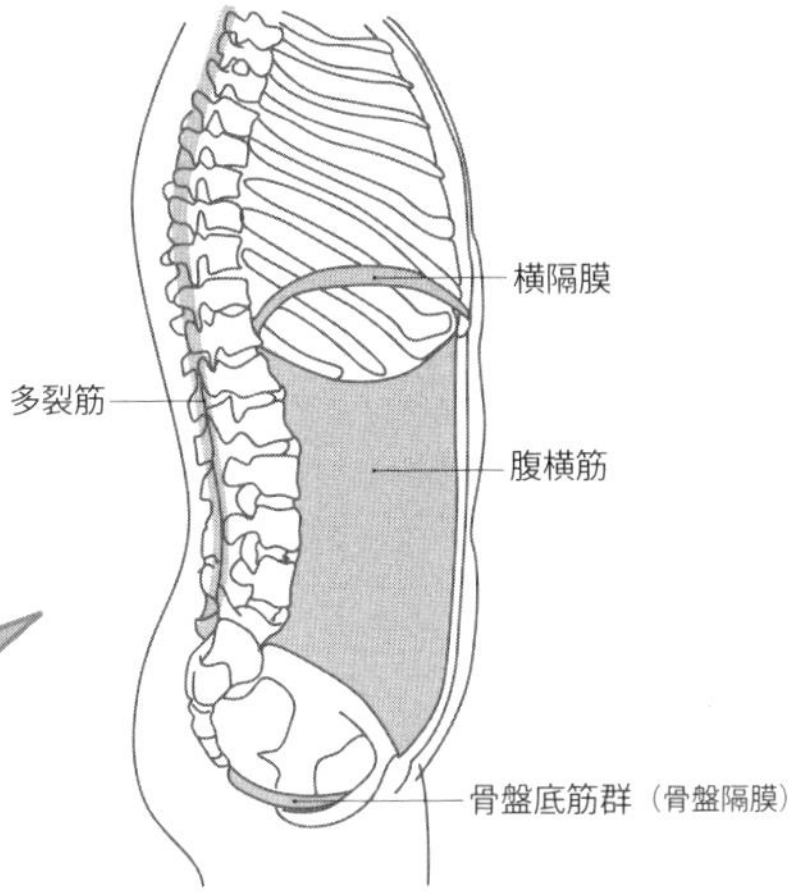

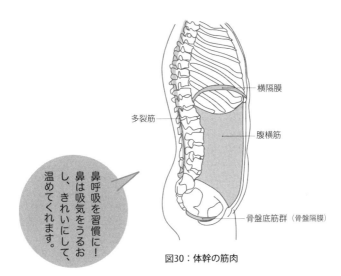

図30：体幹の筋肉

呼吸をすると下がり、腹に圧をかけます。

【腹横筋】 消化器系の臓器をガードするコルセットのような筋肉です。腹巻き状にお腹を包んでいます。腹式呼吸で伸び、酸素を収めます。

［多裂筋（腰部）］背骨の分節を結んでいる細かい筋肉で、背骨の安定性を高めています。腹式呼吸では、腰部の多裂筋が横隔膜、腹横筋と連動して動きます。

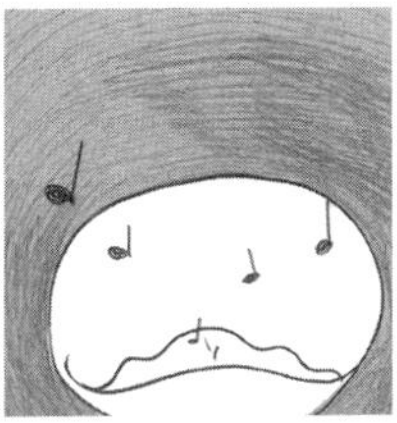

ライフスタイルをチェック!
ツヤ声王子の一日

ここではツヤ声を保つために理想的なライフスタイルを、某ツヤ声さんの一日を通じて紹介します。いい声を保つポイントをぜひつかんで、真似をして、みなさんもぜひ〝ツヤ声さん〟になってください。

そのツヤ声さんは五〇代、男性です。

学生時代から混声合唱部に所属、現在も住まいのある地域の市民合唱団に参加しています。

バリトンパートのリーダーだった学生時代、「すてきな声の主」として近隣の大学にも名前が知られていた彼についた愛称は「ツヤ声の王子」。いつしか合唱をしていない友人たちからも「王子」と呼ばれ、三〇年を経た今も、その愛称で呼ばれているのは、王子が快活な人柄で、ずっと声を大切にして、その美声を保ってきたからでしょうか。

家族は妻と子ども二人と愛猫&愛犬。とはいえ子どもはすでに社会人、大学生となって、それぞれ他県で暮らしており、顔を合わすのは年に二度、三度あるかないか。王子と同じ大学の後輩で、そのバリトン声にときめき、自らアピールして王子をつかまえた夫人は、平素は物静かで、音楽を愛する女性ですが、もっぱら聴いて楽しむ派ということです。

王子は、勤めているメディア関連会社ではある局の次長という重責を担い、毎日の仕事を精力的にこなしながら、社のカラオケサークルの副会長も務めます。

公私共につきあいも楽しむ日々で、お酒は少々たしなみますが、喫煙はしたことがありません。

▼朝――午前中は声帯に負担をかけたくない時間帯

寝ている間にのどに水がたまり、声筋がむくんでいるので、しばらく声を乱用せず、声筋の目覚めを促す生活習慣がルーティンになるのが理想的。「大声で家族を起

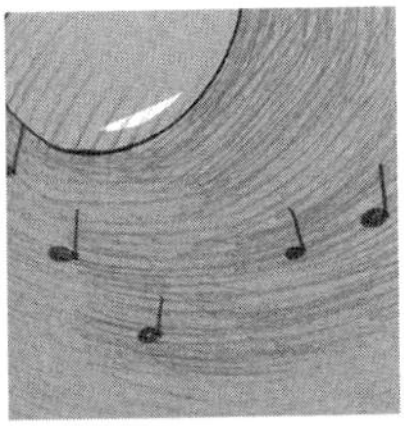

こす」などもってのほかですから、必要があるときは大声以外の手段を講じましょう。
やむを得ず午前中によく声を出す日は、その時間からさかのぼって三～四時間前に起床するとよいでしょう。その間、立って（座位で）活動していることで、血流が改善し、声筋のコンディションが整います。

【ツヤ声王子の朝】

- 爽快に目覚めます。まず口をゆすぎ、コップ一杯のツヤ声ドリンクを飲みます。
- 軽めの朝食をとります。ヨーグルトや水分の多い果物、フレッシュジュースなどをお腹に入れると胃腸が動き出し、体全体が目覚めます。
- 愛犬を連れて散歩へ。体が温まり、血行促進になります。散歩の途中、最初はハミングで好きな童謡を一曲、目の前の子どもに聞かせる程度の音量で歌います。

童謡は比較的、幅広い音域で構成されていて、高い声、低い声ともにバランスよく使えるうえ、いつも同じ童謡を歌うと、曲のどこで音が出ないか、息継ぎをしたかなどで、その日の声のコンディションがわかります。

「バリトンの声を保ち、合唱を続けたい」。王子の欠かせない日課です。

- 夫人の朝の日課は、その日の気分で選んだ一編の詩を朗読すること。声を大事にしている夫の影響で、夫人も「フケ声予防」をしています。のどに力を入れず、鼻歌程度の音量で読みます。
- 王子は、ツヤ声ドリンクを持参して出勤します。毎朝行われる社の朝礼では、王子が話すと清々しい緊張感が広がり、職場の一日のスタートにふさわしいと評判です。
- 午前中は幸い、社内ミーティングや書類作成などの仕事が主で、あまり声を使いません。
- エアコンがきいているオフィスで、ドライのどにならないよう「手づくり濡れマスクセット」も携帯しています。

▼昼――日中は社会的に声を使う時間帯

ツヤ声を活躍させる時間です。しっかりと水分補給しながら、声を出しましょう。電話は、普段の会話ではあまり出さない声を出し、声を磨くチャンスです。俗に

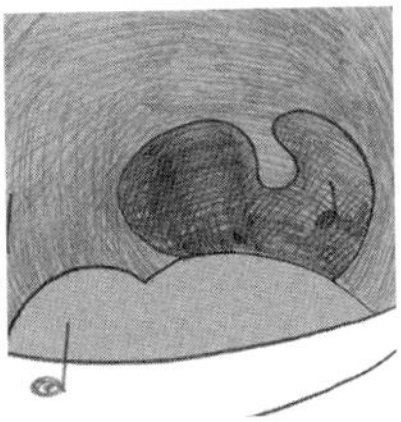

〝よそいきの声〟などとも称される声音を意識して話しましょう。

ただし、よそいきの声を長く出すのは声帯に負担をかけます。用件は手短に切り上げ、長くとも三〇分程度までにしましょう。

［ツヤ声王子の昼］

- 仕事のうえでも「いい声で、ゆっくり話す」を心がけている王子。ツヤ声ドリンクでのどをうるおしながら、多忙な仕事をこなします。
- 三階のオフィスへの昇り降りで、なるべく階段を利用しています。少し現実感が出てきた〝定年後の健康〟を考えますが、特別な運動をする時間はとれないので、「散歩と階段」を自分に課しています。
- 朝昼晩三度の食事のうち、昼食をメインと考え、しっかり食べます。昼食時には香辛料がきいたエスニック料理やカフェインを含む飲料、炭酸飲料、甘いデザートなど、のどに刺激や負担になる飲食も、とりすぎにならない程度に楽しみます。
- 脂質のとりすぎになりやすい外食が続くのを避けるため、あっさりめの麺類や和定食、愛妻弁当など、昼食のメニューはバラエティに富むよう、一～二週間の中で調整しています。

- 休日のランチは、友人に教わったおいしい店などで夫人とともに〝グルメ〟を楽しみます。とくに本格的なインドカレーが好物の二人は、電車を乗り継いで近県の店まで出かけることもあります。
- グルメの後、普段は声のために控えているコーヒーを近所の専門店で味わいます。夫妻は行きつけの喫茶店のマスターとのおしゃべりも楽しみにしています。
- 月に二、三回、王子は市民合唱団の練習に二時間参加。練習のある午後は、夫人とは別行動です。市民合唱団のメンバーは、王子にとって貴重なコミュニティの仲間。練習後の懇親会も楽しみです。
- 年に数回開催される市民合唱団の定期演奏会は、王子はもとより、夫人にとってもとても大切なイベントです。夫人は舞台の上の夫が誇らしく、何年経ってもその声にときめく自分に呆れつつ、うれしいのです。演奏会に備えた夫の声のコンディション維持に、積極的に協力します。

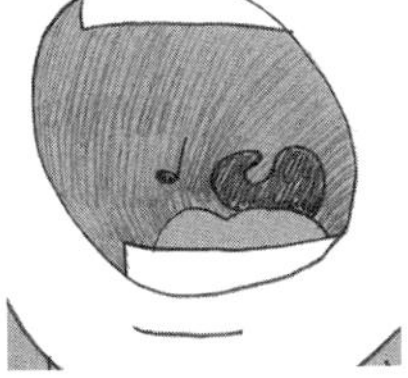

▼夜——夜間は個人的・家庭的に声を使う時間帯

心身の疲れを癒す、憩いのおしゃべりと休息で、明日に備えましょう。胃酸の逆流を経験したことがある方は、とくに夜間の過ごし方に気をつけてください（一二七頁）。

【ツヤ声王子の夜】

- 家庭での夕食は消化のよいものを選び、軽めにとります。子どもが巣立ってから、夫妻の食事は和食中心になりました。晩酌の習慣はありませんが、献立によって冷酒や赤ワインを少々、楽しみます。食後のお茶はカフェインレスのほうじ茶か麦茶です。
- 食事やお酒を楽しむのは就寝三時間前までです。食後三時間は消化の時間。横になりません。
- 入浴は、食前または食後にします（お酒を飲んだ日は、酔いがほぼさめてから）。浴室は湯気のうるおいに満たされていて、ほどよくエコーがかかるので、声筋のトレーニングに最適な場所です。

湯船につかりながら、声筋のケアやストレス解消をします。ちなみに「明日は合唱の練習」という夜は入念に声筋ストレッチをするのが常です。

●三八～四〇度のぬるめの湯に二〇分ほどつかると、体の深部の温度が上がり、風呂から出て深部体温が下がっていく過程で自然に眠くなります。

●風呂から上がったら、しばらくはのんびりくつろぎます。夫人と憩うおしゃべりは夕食時と、このひとときに。

夫人は王子の声に癒され、よく子どもが小さかった頃のことを思い出します。どんなにむずがっていても、王子があやすと子どもが泣き止んでいたこと。子育てでイライラして当たっても、夫になだめられるとけんかする気が失せたこと。今は子どもが巣立ち、夫婦二人きりですが、俗にいう「空の巣ブルー」はありません。「夫婦共々元気に、楽しく長生きしたい」が唯一の望みです。

二人で好きな音楽を聴いている日もあります。愛猫を見習って、声筋のストレッチになる「ニャーオ法」（二〇一頁）も遠慮なく、大きく！

●自然な眠気が出てきたら、逆らわずに寝室へ。健康のため、なるべく毎晩七時間

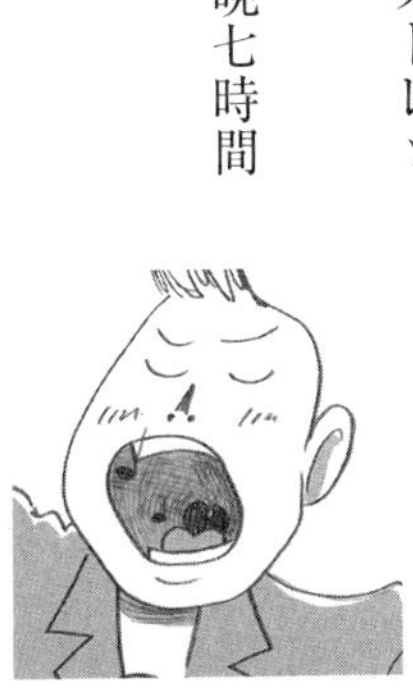

程度の睡眠を確保することを心がけていて、夜更かしはしません。寝室は通年、加湿器で湿度を四〇～六〇パーセントにコントロールしています。

●王子が親しい同僚などとお酒を飲むのは行きつけの小料理屋です。小さな、静かな店なので、落ち着きます。部下から公私共に相談をもちかけられることも多い王子。賑やかな酒場は会話が聞こえづらく、つい大声で話すことになるので避けています。飲みすぎると声帯が腫れるので、適量を超えないよう気をつけています。

●歌を愛する王子ですが、お酒を飲んでカラオケで歌うのは「要注意」だと知っています。アルコールのせいでつい無理な音域の声を張り上げたり、楽しくなって歌いすぎたりしてしまう危険があるからです。

とはいえ、もちろん歌います。同席するどの世代からもリクエストが多い十八番は「昴」と「いとしのエリー」。先輩が多い席では「お嫁においで」。どの歌詞も完璧に頭に入っています。

カラオケで一時間を過ぎたら、朝の散歩の鼻歌でいつも歌う童謡を軽く歌います。カラオケ部の仲間がほっこりして、〝熱唱気分〟が鎮静してしまうこともありますが、それがみなのツヤ声のためのひと休み。みなにも「しっかり水を飲みながら歌おう」と呼びかけます。

お酒を飲んだ日は、胃酸の逆流による〝のど焼け〟予防にちょっと高め（高さ一五センチ）の枕をして眠ります。

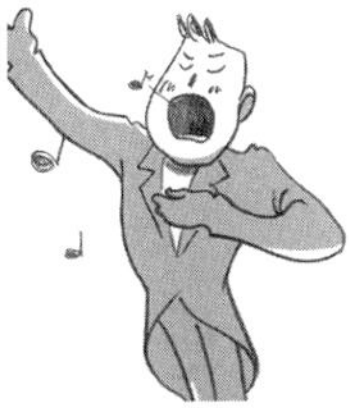

合唱団・声楽家あるある定説のウソにご用心！

合唱・声楽をする人の間ではよく「彼はテノールっぽい人だ」とか、「彼女はやっぱりソプラノらしい女性」などと人物評をします。一般的に血液型で人物評するのと同様、合唱・声楽をする人には、各パートで〝こういう人（が多い）〟という暗黙の了解があるわけですが、おそらく合唱をしない方にはさっぱりわからないでしょう。

ちょっと簡単にご紹介すると、テノールは女性っぽい男性、バリトンはプレイボーイ、ベースはワイルドな酒飲み、ソプラノはお姫様、アルトは姉御または肝っ玉母さん。そのような認識があります。が、これはまったく根拠のない話。けれどA型を几帳面、B型を自由人といっておしゃべりが盛り上がるように、「さすがバリトン。再婚が早い！」「仕切りはアルトにまかせておけば安心」などとおしゃべりが盛り上がって楽しめ、さほど害はありません。

ところが根拠のない〝合唱団・声楽家あるある〟はほかにも多数あり、中には害があるかもしれないことが〝まことしやか〟に伝わっている場合もあるので、こちらは要注意です。

代表的なものだと、歌う前に甘い炭酸飲料を飲むとか、ごま油でうがいをするとか、声がかすれたら（耳鼻咽喉科ではなく）内科に行くなど、のどにとってはNGな話が蔓延しています。

たとえば甘い炭酸飲料を飲むと多幸感が味わえます。しかし同時に胃酸が多く分泌されるのも事実。歌うときは腹式呼吸で腹筋を強く締めるため、胃が圧迫され、胃酸が逆流しやすいというのに、胃酸を多く分泌するものを「歌う前に飲む」のがいいわけがありません。

「よく歌えた」と感じたとしたら多幸感のせいで、実際は「のど焼け」のリスクが高いということ。ケアについては科学的・合理的に考えて、定説を盲信しない用心が必要ということです。

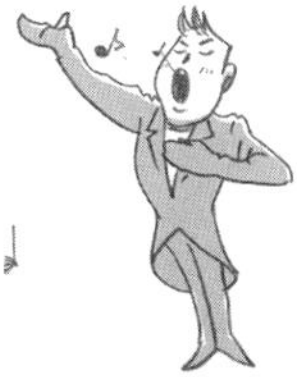

おわりに

本書を最後までお読みいただき、ありがとうございました。

のどの奥の小さな筋肉「声筋」と、声筋によって出される「声」の価値を読み取っていただけたら、大変うれしく思います。

ぜひ、ときおり声の状態をチェックして、「もっと体力が発揮できる」「もっといい声が出る」「元気で楽しい毎日が過ごせる」とポジティブなイメージを描いてセルフケアを続け、健やかに、よりよい人生を謳歌していただきたいと願います。

音声治療に携わっていて、いちばんうれしいのは、治療やリハビリを終えた患者さんと別れるときです。

声が出なくなり、思うように歌えなかった歌手の方が、治療によって新しい声を獲得されたとき。長く続けてきた合唱のパートに当てはまらない声になってしまった方が、リハビリの末にパートに戻れたとき。出会いの場面とはうって変わって、本当にうれしそうな笑顔を見せてくださるので、うれしいのです。

声が、その方の自分らしい表現や、コミュニケーションを膨らませ、人生を輝かせる予感とともにある〝別れ〟です。

今、本書をお読みいただいたみなさんとも、同じ予感とともにお別れしたいと思います。

最後に、もう一度お伝えします。

声筋を鍛え、声を磨くことで、健やかな体力を保ち、創造的な生活を楽しむことができます。ぜひトレーニングとケアをお続けください。

No Good Voice, No Good Life.

渡邊雄介

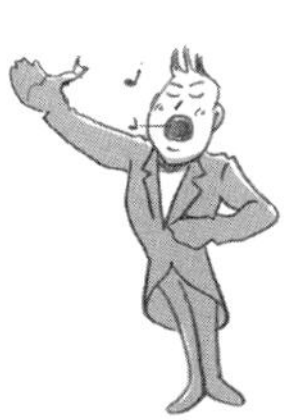

九州・沖縄エリア			
福岡県	あだち耳鼻咽喉科	〒813-0043 福岡市東区名島2-30-16	092-710-8733
	福岡山王病院 ☆ 耳鼻咽喉科・音声嚥下センター	〒814-0001 福岡市早良区百道浜3-6-45	092-832-1100
	九州大学病院 耳鼻咽喉科・頭頸部外科	〒812-8582 福岡市東区馬出3-1-1	092-641-1151
	久留米大学病院 耳鼻咽喉科・頭頸部外科	〒830-0011 久留米市旭町67	0942-35-3311
佐賀県	佐賀大学医学部付属病院 耳鼻咽喉科・頭頸部外科	〒849-8501 佐賀市鍋島5-1-1	0952-31-6511
長崎県	長崎大学病院	〒852-8501 長崎市坂本1-7-1	095-819-7200
大分県	佐藤クリニック	〒870-0026 大分市金池町2-8-18	097-535-0480
熊本県	熊本大学医学部付属病院 耳鼻咽喉科	〒860-8556 熊本市中央区本荘1-1-1	096-344-2111
	朝日野総合病院 耳鼻咽喉科	〒861-8072 熊本市北区室園町12-10	096-344-3000
宮崎県	宮崎大学医学部付属病院 耳鼻いんこう・頭頸部外科	〒889-1692 宮崎市清武町木原5200	0985-85-1510
鹿児島県	鹿児島大学病院	〒890-8520 鹿児島市桜ヶ丘8-35-1	099-275-5111
沖縄県	ハートライフ病院 音声外来	〒901-2492 中頭郡中城村伊集208	098-895-3255
	琉球大学医学部付属病院 耳鼻咽喉・頭頸部外科	〒903-0215 中頭郡西原町字上原207	098-895-3331

※ ☆マークがついている病院には東京ボイスセンターにて直接研修を受けた医師が在籍しています。

奈良県	天理よろづ相談所病院「憩の家」　耳鼻咽喉科	〒632-8552 天理市三島町200	0743-63-5611
	奈良県立医科大学附属病院 耳鼻咽喉科	〒634-8522 橿原市四条町840	0744-22-3051
和歌山県	和歌山県立医科大学附属病院 耳鼻咽喉科	〒649-7113 伊都郡かつらぎ町妙寺219	0736-22-0066
中国エリア			
鳥取県	鳥取大学医学部付属病院 耳鼻咽喉科・頭頸部外科	〒683-8504 米子市西町36-1	0859-33-1111
島根県	島根大学医学部	〒693-8501 出雲市塩冶町89-1	0853-23-2111
岡山県	倉敷中央病院　耳鼻咽喉科	〒710-8602 倉敷市美和1-1-1	086-422-0210
	国立病院機構岡山医療センター 耳鼻咽喉科 ☆	〒701-1192 岡山市北区田益1711-1	086-294-9911
	川崎医科大学付属病院 耳鼻咽喉科	〒701-0192 倉敷市松島577	086-462-1111
広島県	興生総合病院　耳鼻咽喉科	〒723-8686 三原市円一町2-5-1	0848-63-5500
山口県	耳鼻咽喉科 ののはなクリニック	〒753-0221 山口市大内矢田北6-19-17	083-941-1133
	山口大学医学部付属病院 耳鼻咽喉科	〒755-8505 宇部市南小串1-1-1	0836-22-2111
四国エリア			
徳島県	宇高耳鼻咽喉科医院	〒779-3233 名西郡石井町石井字石井635-29	088-675-0750
香川県	さぬき市民病院	〒769-2393 さぬき市寒川町石田東甲387-1	0879-43-2521
	香川大学医学部付属病院 耳鼻咽喉科・頭頸部外科 ☆	〒761-0793 木田郡三木町池戸1750-1	087-898-5111
愛媛県	愛媛大学医学部付属病院 耳鼻咽喉科	〒791-0295 東温市志津川	089-964-5111
高知県	高知大学医学部付属病院 耳鼻咽喉科	〒783-8505 南国市岡豊町小蓮185-1	088-866-5811

大阪府	牟田耳鼻咽喉科医院	〒542-0081 大阪市中央区南船場2-5-9	06-6261-5000
	奥村耳鼻咽喉科	〒552-0012 大阪市港区市岡1丁目5-28	06-6571-3387
	佐野耳鼻咽喉科	〒586-0018 河内長野市千代田南町8-3	0721-52-3387
	クリニックこまつ 耳鼻咽喉科	〒572-8567 寝屋川市川勝町11-6	072-823-1521
	いぶき耳鼻咽喉科	〒560-0003 豊中市東豊中町6-1-2 豊中大成ビル1F	06-6849-3387
	富田林病院　耳鼻咽喉科	〒584-0082 富田林市向陽台1-3-36	0721-29-1121
	茨木病院　耳鼻咽喉科	〒567-0035 茨木市見付山2-1-45	072-622-8651
	堺市立総合医療センター 耳鼻咽喉科・頭頸部外科	〒593-8304 堺市西区家原寺町1-1-1	072-272-1199
	市立豊中病院 耳鼻いんこう科	〒560-8565 豊中市柴原町4-14-1	06-6843-0101
	大阪大学医学部付属病院 耳鼻咽喉科・頭頸部外科	〒565-0871 吹田市山田丘2-15	06-6879-5111
兵庫県	柴耳鼻咽喉科	〒657-0825 神戸市灘区中原通3-2 メゾンドファミーユ1F	078-881-7669
	たてはら耳鼻咽喉科 気管食道科クリニック	〒651-1233 神戸市北区日の峰2-3-1 神戸北町センタービル4F	078-581-8711
	耳鼻咽喉科藤木クリニック	〒658-0081 神戸市東灘区田中町1-11-20 コマツグリーンビル2F	078-412-3387
	さいとう耳鼻咽喉科クリニック	〒662-0075 西宮市南越木岩町8-19　1F	0798-71-3387
	神戸市立医療センター 中央市民病院　耳鼻咽喉科	〒650-0047 神戸市中央区港島南町2-1-1	078-302-4321
	兵庫県立がんセンター 頭頸部外科	〒673-8558 明石市北王子町13-70	078-929-1151
	神戸大学医学部付属病院 耳鼻咽喉科・頭頸部外科	〒650-0017 神戸市中央区楠町7-5-2	078-382-5111

滋賀県	ばんば耳鼻咽喉科	〒520-0004 大津市見世2-19-50	077-526-8741
京都府	児嶋耳鼻咽喉科	〒606-0833 京都市左京区下鴨前萩町5-9 北山INING23ビル2F	075-724-1187
	金井病院 専門外来：ボイスクリニック	〒613-0911 京都市伏見区淀木津町612-12	075-631-1215
	平杉クリニック	〒615-0913 京都市右京区梅津南上田町1番地	075-882-5774
	ひろしば耳鼻咽喉科 音声外来	〒610-0355 京田辺市山手西2-2-3 日東西ビル3F	0774-64-0789
	いけぶちクリニック	〒617-0002 向日市寺戸町八ノ坪122 洛西口クリニックビル2F	075-924-1187
	京都大学医学部付属病院 耳鼻咽喉科・頭頸部外科	〒606-8507 京都市左京区聖護院川原町54	075-751-3111
	京都府立医科大学付属病院 耳鼻咽喉科・頭頸部外科	〒602-8566 京都市上京区河原町通広小路 上る梶井町465	075-251-5111
大阪府	小西耳鼻咽喉科	〒530-0041 大阪市北区天神橋5-7-11	06-6351-3387
	北野病院 耳鼻咽喉科・頭頸部外科	〒530-8480 大阪市北区扇町2-4-20	06-6312-1221
	中津病院 耳鼻咽喉科・頭頸部外科	〒530-0012 大阪市北区芝田2-10-39	06-6372-0333
	大北メディカルクリニック	〒530-0001 大阪市北区梅田1-12-17 梅田スクエアビルディング4F	06-6344-0380
	あべのハルカス 坂本耳鼻咽喉科クリニック	〒545-6016 大阪市阿倍野区阿倍野筋 1-1-43　あべのハルカス22	06-6623-0730
	二村耳鼻咽喉科 ボイスクリニック ☆	〒545-0011 大阪市阿倍野区昭和町5-12-16 グレースコートシーダーバレーIII2F	06-6622-2687
	南大阪音声クリニック	〒545-0037 大阪市阿倍野区帝塚山1-3-19	06-6622-0363
	大阪病院　耳鼻いんこう科	〒553-0003 大阪市福島区福島4-2-78	06-6441-5451
	松谷クリニック ☆	〒536-0021 大阪市城東区諏訪 1-18-5	06-6789-3366

神奈川県	横浜市立大学付属病院 耳鼻いんこう科	〒236-0004 横浜市金沢区福浦3-9	045-787-2800
	昭和大学横浜市北部病院 耳鼻咽喉科	〒224-8503 横浜市都筑区茅ヶ崎中央35-1	045-949-7000
中部エリア			
新潟県	新潟大学医歯学総合病院 耳鼻咽喉科	〒951-8520 新潟市中央区旭町通一番町754	025-223-6161
富山県	加納耳鼻咽喉科医院	〒930-0061 富山市一番町4-18	076-495-8733
石川県	金沢大学附属病院 耳鼻咽喉科	〒920-8641 金沢市宝町13-1	076-265-2000
福井県	福井大学医学部附属病院 耳鼻咽喉科	〒910-1193 吉田郡永平寺町松岡下合月23-3	0776-61-3111
山梨県	山梨大学医学部附属病院 耳鼻咽喉科	〒409-3898 中央市下河東1110	055-273-1111
長野県	信州大学医学部付属病院 耳鼻咽喉科	〒390-8621 松本市旭3-1-1	0263-35-4600
岐阜県	羽島市民病院　耳鼻咽喉科 ☆	〒501-6206 羽島市新生町3-246	058-393-0111
静岡県	浜松市リハビリテーション病院 えんげと声のセンター	〒433-8511 浜松市中区和合北1-6-1	053-471-8331
	順天堂大学附属静岡病院 耳鼻咽喉科	〒410-2295 伊豆の国市長岡1129	055-948-3111
愛知県	かとう耳鼻咽喉科クリニック	〒471-0064 豊田市梅坪町6-3-11	0565-37-3387
	名古屋大学医学部附属病院 耳鼻咽喉科	〒466-8560 名古屋市昭和区鶴舞町65	052-741-2111
	愛知医科大学病院 耳鼻咽喉科 ☆	〒480-1195 長久手市岩作雁又1-1	0561-62-3311
	藤田保健衛生大学 耳鼻咽喉科学教室	〒470-1192 豊明市沓掛町田楽ヶ窪1-98	0562-93-2111
関西エリア			
三重県	ヨナハ総合病院 耳鼻咽喉科	〒511-0838 桑名市和泉8-264-3	0594-23-2415

東京都	国立国際医療研究センター病院 耳鼻咽喉科・頭頸部外科	〒162-8655 新宿区戸山1-21-1	03-3202-7181
	国立病院機構 東京医療センター　耳鼻咽喉科	〒152-8902 目黒区東が丘2-5-1	03-3411-0111
	東京大学医学部付属病院 耳鼻咽喉科・頭頸科	〒113-8655 文京区本郷7-3-1	03-3815-5411
	東京医科大学病院　耳鼻咽喉科	〒160-0023 新宿区西新宿6-7-1	03-3342-6111
	慶應義塾大学病院　耳鼻咽喉科	〒160-8582 新宿区信濃町35	03-3353-1211
	杏林大学医学部付属病院 耳鼻咽喉科・頭頸科	〒181-8611 三鷹市新川6-20-2	0422-47-5511
	東海大学医学部付属東京病院 ボイスクリニック	〒151-0053 渋谷区代々木1-2-5	03-3370-2321
	日本大学医学部付属板橋病院 耳鼻咽喉科 ☆	〒173-8610 板橋区大谷口上町30-1	03-3972-8111
	日本大学病院　耳鼻咽喉科	〒101-8309 千代田区神田駿河台1-6	03-3293-1711
	東邦大学医療センター大森病院 耳鼻咽喉科 ☆	〒143-8541 大田区大森西6-11-1	03-3762-4151
神奈川県	さいだ耳鼻咽喉科 気管食道科クリニック	〒222-0037 横浜市大倉山3-42-16	045-546-6663
	西山耳鼻咽喉科医院	〒232-0063 横浜市南区中里1-11-19	045-715-5282
	新百合ヶ丘総合病院 耳鼻咽喉科	〒215-0026 川崎市麻生区古沢都古255	044-322-9991
	太田総合病院 耳鼻咽喉科	〒210-0024 川崎市川崎区日進町1-50	044-244-0131
	たかおか耳鼻咽喉科クリニック	〒215-0005 川崎市麻生区千代ヶ丘8-1-3 ウエストプラザ1F	044-969-2550
	戸室耳鼻科	〒243-0031 厚木市戸室1-32-3	046-223-8749
	聖マリアンナ医科大学病院 耳鼻咽喉科	〒216-8511 川崎市宮前区菅生2-16-1	044-977-8111

東京都	こまざわ耳鼻咽喉科 声のクリニック赤坂☆	〒107-0052 港区赤坂5-1-34 クォーターハウスビル4F	03-6873-7487
	青山耳鼻咽喉科 福田ボイスセンター	〒107-0062 港区南青山2-13-11 マストライフ南青山ビル301	03-3478-8741
	ひろ・やまクリニック	〒105-0012 港区芝大門2-5-1 アルテビル3F	03-3437-6376
	東商ビル診療所　耳鼻咽喉科	〒100-0006 千代田区有楽町1-12-1 新有楽町ビル地下1階	03-3283-7781
	本郷耳鼻咽喉科クリニック	〒113-0033 文京区本郷4-2-8 フローラビルディング2F	03-5689-4133
	新宿ボイスクリニック	〒160-0021 新宿区歌舞伎町1-1-17	03-5155-3422
	聖母病院　耳鼻咽喉科	〒161-8521 新宿区中落合2-5-1	03-3951-1111
	豊村医院　耳鼻咽喉科	〒136-0071 江東区亀戸2-28-16	03-5627-8555
	せんかわ耳鼻咽喉科	〒171-0043 豊島区要町3-39-5 アジリア千川駅前2F	03-5926-8077
	部坂耳鼻咽喉科医院	〒170-0003 豊島区駒込1-29-1	03-3946-2087
	はぎの耳鼻咽喉科	〒194-0041 町田市玉川学園7-1-6 ＪＵＮ玉川学園1F	042-728-8737
	平松耳鼻咽喉科医院	〒195-0053 町田市能ヶ谷1-7-1 ダイヤモンドビル2F	042-735-2285
	神宮前耳鼻科クリニック	〒150-0001 渋谷区神宮前6-1-5	03-3400-3022
	さいとう耳鼻咽喉科クリニック	〒182-0022 調布市国領町4-8-3 亀の子ビル4F	042-442-3387
	東京曳船病院　耳鼻咽喉科☆	〒131-0032 墨田区東向島2-27-1	03-5655-1120
	敬仁病院　耳鼻咽喉科	〒123-0865 足立区新田2-18-6	03-3913-3106
	厚生中央病院　耳鼻咽喉科	〒153-8581 目黒区三田1-11-7	03-3713-2141

	自治医科大学付属病院 耳鼻咽喉科 ☆	〒329-0498 下野市薬師寺3311-1	0285-44-2111
	獨協医科大学病院 耳鼻咽喉・頭頸部外科	〒321-0293 下都賀郡壬生町北小林880	0282-86-1111
	国際医療福祉大学病院 耳鼻咽喉科	〒329-2763 那須塩原市井口537-3	0287-37-2221
群馬県	鶴谷病院　耳鼻咽喉科	〒370-0117 伊勢崎市境百々421	0270-74-0670
埼玉県	尚寿会大生水野クリニック	〒350-1317 狭山市大字水野49-19	04-2957-0501
	戸田中央総合病院 音声外来 ☆	〒335-0023 戸田市本町1-19-3	048-442-1111
	防衛医科大学校病院 耳鼻咽喉科	〒359-8513 所沢市並木3-2	04-2995-1511
千葉県	聖隷佐倉市民病院 耳鼻咽喉科	〒285-8765 佐倉市江原台2-36-2	043-486-1151
	東京女子医科大学八千代 医療センター　耳鼻咽喉科	〒276-8524 八千代市大和田新田477-96	047-450-6000
	千葉大学付属病院 耳鼻咽喉科・頭頸部外科 ☆	〒260-8677 千葉市中央区亥鼻1-8-1	043-222-7171
	順天堂大学医学部附属 浦安病院　耳鼻咽喉科	〒279-0021 浦安市富岡2-1-1	047-353-3111
東京都	いいだ耳鼻咽喉科	〒114-0013 北区東田端1-14-1MED田端2F	03-3800-1778
	井上耳鼻咽喉科医院	〒187-0003 小平市花小金井南町1-13-7	042-461-8668
	大島耳鼻咽喉科 気管食道科クリニック	〒192-0046 八王子市明神町4-5-9	042-642-8012
	声とめまいのクリニック 二子玉川耳鼻咽喉科 ☆	〒158-0094 世田谷区玉川2-11-15	03-6411-7435
	東京ボイスクリニック品川 耳鼻咽喉科	〒108-0075 港区港南2-6-7　大善ビル7F	03-6712-9772
	耳鼻咽喉科／音声言語医学 クマダクリニック	〒106-0031 港区西麻布4-2-6 エル・ファースト・ビル3F	03-5766-3357

声とのどの悩み相談と診療ができる医療機関一覧

北海道・東北エリア			
所在地	医療機関名	住所	連絡先
北海道	にしざわ 耳鼻咽喉科クリニック	〒068-0027 岩見沢市７条西6-9	0126-25-2438
	北悔道医療大学病院 耳鼻咽喉科	〒002-8072 札幌市北区あいの里2条5丁目	011-778-7575
	北海道大学病院 耳鼻咽喉科	〒060-8648 札幌市北区北14条西5丁目	011-716-1161
青森県	弘前大学医学部付属病院 耳鼻咽喉科	〒036-8563 弘前市本町53	0172-33-5111
岩手県	岩手医科大学付属病院 耳鼻咽喉科	〒020-8505 盛岡市内丸191	019-651-5111
宮城県	朴澤耳鼻咽喉科	〒980-0803 仙台市青葉区国分町2-14-18 定禅寺パークビル3F	022-397-8338
	東北大学病院 耳鼻咽喉・頭頸部外科 ☆	〒980-8574 仙台市青葉区星陵町1-1	022-717-7000
秋田県	秋田大学医学部付属病院 耳鼻咽喉科	〒010-8543 秋田市広面字蓮沼44-2	018-834-1111
山形県	山形市立病院　済生館 耳鼻いんこう科	〒990-8533 山形市七日町1-3-26	023-625-5555
	山形大学医学部付属病院 耳鼻咽喉科 ☆	〒990-9585 山形市飯田西2-2-2	023-633-1122
福島県	谷病院　耳鼻咽喉科	〒969-1195 本宮市本宮字南町裡149	0243-33-2721
	大原総合病院 耳鼻咽喉科・頭頸部顔面外科	〒960-8611 福島市上町6-1	024-526-0300
	福島赤十字病院 耳鼻咽喉科	〒960-8530 福島市入江町11-31	024-534-6101

関東エリア			
茨城県	筑波大学附属病院 耳鼻咽喉科	〒305-8576 つくば市天久保2-1-1	029-853-3900
栃木県	足利赤十字病院 耳鼻咽喉科	〒326-0843 足利市五十部町284-1	0284-21-0121

【著者について】

渡邊雄介（わたなべ・ゆうすけ）

国際医療福祉大学医学部教授。山王病院 国際医療福祉大学東京ボイスセンター長／山形大学医学部臨床教授。専門は音声言語医学、音声外科、音声治療、GERD、歌手の音声障害。耳鼻咽喉科の中でも特に音声を専門とする。センター長をつとめる山王病院 東京ボイスセンターの患者数は外来数・リハビリ数・手術数いずれも日本でも随一であり、一般の方からプロフェッショナルまで幅広い支持を得ている。
これまで、読売新聞（医療ルネサンス）、朝日新聞（患者を生きる：元モー娘。保田圭さんの主治医として）、日経新聞（逆流性食道炎について）、「ガッテン！」（NHK）、「世界一受けたい授業」（日本テレビ）、「ゲンキの時間」（TBS）ほか、新聞・ＴＶなどに多数出演し、わかりやすく丁寧な解説と、患者の悩みに応える実践的なエクササイズの紹介が好評を博している。

フケ声《ごえ》がいやなら「声筋《こえきん》」を鍛《きた》えなさい

2018年12月20日　初版
2019年 4月25日　4刷

著　者　渡邊雄介
発行者　株式会社晶文社
〒101-0051 東京都千代田区神田神保町１－11
電話　03－3518－4940（代表）・4942（編集）
URL　http://www.shobunsha.co.jp

印刷・製本　株式会社太平印刷社

ISBN978-4-7949-7070-1　Printed in Japan